假体隆乳术
临床与实践

JIATI LONGRUSHU

LINCHUANG YU SHIJIAN

吴细钦 | 主编

海峡出版发行集团
THE STRAITS PUBLISHING & DISTRIBUTING GROUP | 福建科学技术出版社
FUJIAN SCIENCE & TECHNOLOGY PUBLISHING HOUSE

图书在版编目（CIP）数据

假体隆乳术临床与实践 / 吴细钦主编.—福州：
福建科学技术出版社, 2022.1
ISBN 978-7-5335-6597-8

Ⅰ.①假… Ⅱ.①吴… Ⅲ.①乳房假体－植入术
Ⅳ.①R655.8

中国版本图书馆CIP数据核字（2021）第258037号

书　　名　假体隆乳术临床与实践
主　　编　吴细钦
出版发行　福建科学技术出版社
社　　址　福州市东水路76号（邮编350001）
网　　址　www.fjstp.com
经　　销　福建新华发行（集团）有限责任公司
印　　刷　福州德安彩色印刷有限公司
开　　本　889毫米×1194毫米　1/16
印　　张　17
插　　页　4
图　　文　272码
版　　次　2022年1月第1版
印　　次　2022年1月第1次印刷
书　　号　ISBN 978-7-5335-6597-8
定　　价　298.00元

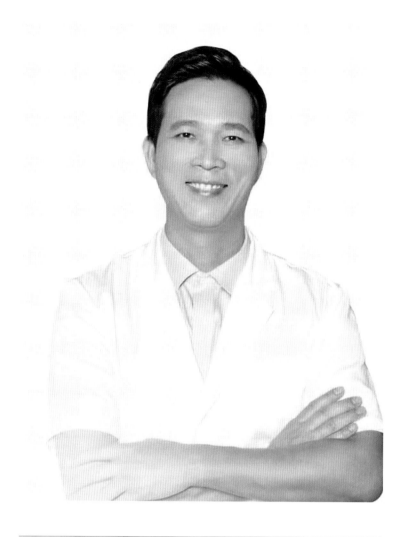

主　　编

吴细钦

整形外科副主任医师

福建省首批美容主诊医师

2019 年度傲诺拉乳房手术全国精英术者

美国强生公司乳房事业部全国专家组专家

拥有 4 项乳房器械国家发明专利

　　从事整形美容 20 年，对乳房美学、假体隆乳术有独特的见解，发明了多种乳房器械，多次为国内整形外科医生咨询师培训。

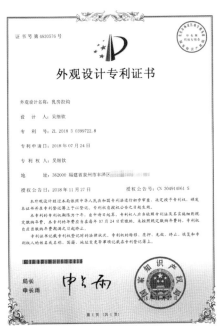

拉钩外观专利

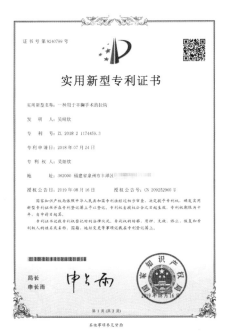

拉钩实用新型专利

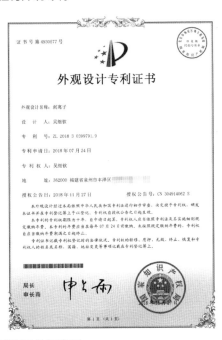

剥离子外观专利

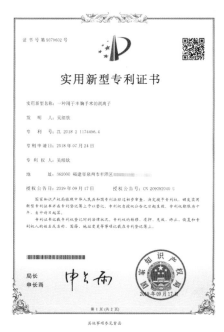

剥离子实用新型专利

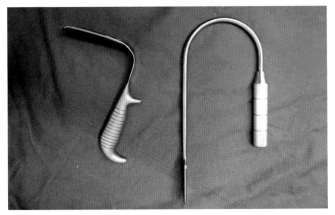

专利器械

名字注册商标

副 主 编

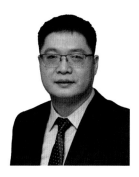

张勇

整形外科主治医师

中华医学会医学美学与美容学分会外生殖器整形与再造学组常务委员

福建省医学会整形与美容学分会青年委员

现就职于中国人民解放军联勤保障部队九一〇医院烧伤整形科。曾在上海长海医院烧伤外科、上海长征医院整形外科进修，师从江华、赵耀忠教授。擅于急危重度烧伤病人及特殊原因烧伤病人救治，瘢痕防治，复杂难治性、难愈性、急慢性创面修复，体表肿瘤手术治疗，以及烧伤康复治疗，体表器官重建及修复，先天性、后天性畸形修复；擅长眼鼻综合整形美容手术，尤其乳房整形手术，临床、美学经验丰富。在《中华整形外科杂志》《中华医学美学美容杂志》《中国美容医学杂志》《解放军医药杂志》等杂志上发表论文 10 余篇，参编专著 2 部（副主编 1 部），国家实用新型专利 2 项。

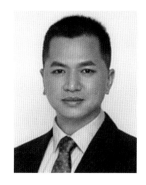

林泉

南宁东方医疗美容医院院长

整形外科副主任医师

中国整形美容协会干细胞研究与应用分会常务委员

中国中西医结合学会乳房整形分会常务委员

中国中西医结合学会医学美容专委会新技术新材料专家委员会常务委员

毕业于上海第二军医大学整形外科专业，医学硕士。师从江华教授，先后在上海长征医院、中国人民解放军联勤保障部队第九二三医院、中国人民解放军南部战区总医院、成都西婵整形外科医院、广西医科大学附属爱思特整形外科医院等平台工作，历任医疗队队长、美容外科主任、10 余家医美机构技术院长等职务。擅长乳房、眼鼻综合、脂肪等整形外科手术，其中以乳房整形手术尤为擅长。主持并完成广西壮族自治区卫生厅科研课题 1 项、在研课题 1 项。在《Plastic and Reconstructive Surgery》《中华整形外科杂志》《中华医学美学美容杂志》等杂志上发表论文 10 余篇（SCI 1 篇），参编专著 3 部（副主编 2 部），获自治区科技成果 1 项、市（厅）科技进步奖三等奖 1 项、市（厅）医学进步奖二等奖 1 项、市（厅）优秀论文三等奖 1 项、国家实用新型专利 6 项，荣立军队个人三等功 1 次。

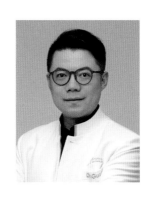

郭锐

重庆铜雀台整形美容医院年轻化中心主任

中国中西医结合学会医学美容专业委员会愈合再生医学专家委员会常务委员

中国整形美容协会中西医结合分会第二届理事会理事

毕业于中国人民解放军陆军军医大学整形外科专业，医学博士。临床经验丰富，美学理解透彻，把控时代审美潮流精准，深获广大求美者信赖。主编《皮肤激光美容与治疗图解》专著1部，国家发明专利3项，发表学术论文20余篇。担任《家庭医药》《中外妇儿健康》等杂志特约撰稿人。

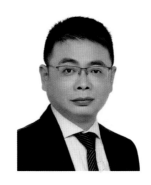

胡斌

杭州时光医疗美容整形医院整形外科主任

整形外科副主任医师

从事整形美容外科工作25年余。10余年公立三甲医院的工作经历养成了做事细致严谨的习惯。曾在武汉同济医院整形外科、北京美雅枫整形医院等地多次进修学习，擅长假体隆乳术、乳房下垂矫正术、自体脂肪复合应用乳房整形手术。多次代表医院参加国内专业会议。

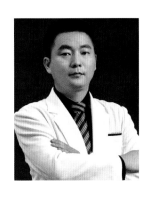

肖育亮

海南华美医学美容医院美容外科技术院长
整形外科主治医师、美容外科主诊医师

毕业于遵义医科大学。毕业后一直从事医学美容专业和乳房外科专业工作至今10余年。曾获得"2016年度云南省整形美容优秀医生"称号。擅长假体隆乳术、自体脂肪隆乳术、自体脂肪移植联合假体植入复合隆乳术、内镜下双平面法假体隆乳术、假体隆乳术后修复术、乳房下垂矫正术等。对乳房美学设计、隆乳手术术式的选择、隆乳术假体大小的选择、隆乳术后的护理、并发症的预防和处理等均有自己独特的见解。多次参加国内外学术会议，并且就《假体隆乳术中手术切口和假体的选择》《傲诺拉系列假体的应用心得分享》等发表过专题演讲报告，发表学术论文10余篇。

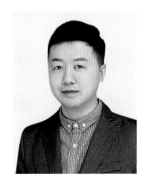

邸红亮

温州佑安医院副院长
美傲医美中心技术院长
整形外科副主任医师、美容外科主诊医师
中国中西医结合学会医学美容专业委员会内镜整形美容分会常务委员

毕业于山西大同大学医学院，医学学士。多次在国内知名医院进修学习。擅长乳房相关整形项目以及眼鼻综合修复整形。参编《内镜乳房外科实用技术》。

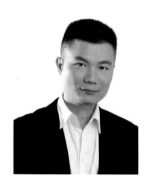

沈文鑫

厦门华仁嘉美整形外科门诊部技术院长
整形外科主治医师、美容外科主诊医师
福建省康复医学整形与美容专业委员会鼻整形专业学组副组长

从事整形美容外科近 20 年，擅长胸部、鼻部、眼部等整形美容项目，对各种失败手术修复亦有丰富的经验。熟练使用乳房假体，擅长假体和自体脂肪移植相结合应用于隆乳术中。坚持与求美者的术前沟通设计，对女性形态美及心理健康有深入的研究，对在打造女性自然美有独特的见解。工作之余，多次参与国内外大型学术交流发言并分享技术。

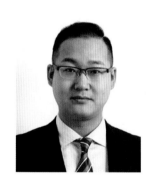

李艳东

武汉壹加壹医疗美容医院美容外科主任
整形外科主治医师、美容外科主诊医师

从事整形美容外科 10 余年，师从于吴细钦主任。擅长与求美者的沟通，对女性形态美有深入的研究，在打造女性曲线美有独特的见解。工作之余，多次参与国内大型学术交流并发言，不断提高自身的艺术修养和专业水平。熟练使用乳房假体，擅长假体和自体脂肪移植相结合应用于隆乳术中。

主　　编：吴细钦

技术顾问：江　华

副 主 编：张　勇　林　泉　郭　锐　肖育亮

　　　　　胡　斌　邸红亮　沈文鑫　李艳东

编　　者：（按姓氏笔画排序）

马美洲　福州台江医院医疗美容科

马　涛　首都医科大学附属北京同仁医院整形美容中心

田　浩　深圳名品医疗美容门诊部美容外科

朱红振　海南红妆尚医学美容医院美容外科

朱　鹬　上海长征医院整形外科

刘安堂　上海长征医院整形外科

刘　歆　厦门海峡医疗美容门诊部美容外科

祁向峰　武汉恩吉娜医疗美容医院美容外科

孙　强　北京怡德医院医疗美容科

李艳东　武汉壹加壹医疗美容医院美容外科

李高峰　广州美莱医疗美容门诊部美容外科

肖育亮　海南华美医学美容医院美容外科

邸红亮　温州佑安医院美傲医美中心

编委会

沈文鑫　厦门思明华仁嘉美整形外科门诊部美容外科

张　才　徐州予美医疗美容医院美容外科

张　勇　中国人民解放军联勤保障部队第九一〇医院烧伤整形科

陈义华　泉州义华医疗美容诊所美容外科

林　泉　广西南宁东方医疗美容医院美容外科

郑厚兵　福建医科大学附属第一医院整形外科

郑　敏　汕头悦美荟医疗美容门诊部美容外科

郝亚宁　泉州美莱华美医疗美容门诊部美容外科

胡　斌　杭州时光医疗美容医院美容外科

钟晓红　泉州美莱华美医疗美容门诊部美容外科

袁　强　北京市第六人民医院整形美容中心

高　祥　泉州弗丽嘉医疗美容门诊部美容外科

郭建滨　汕头悦美荟医疗美容门诊部美容外科

郭　锐　重庆铜雀台整形美容医院美容外科

常太平　遂宁医而美整形外科门诊部美容外科

廖亚敏　合肥亚米丽医疗美容门诊部美容外科

随着我国经济的高速发展，人民生活水平的大大提高，人们对美的要求也越来越高，整形美容渐渐成为人们生活的一部分。

前几年，韩国整形技术对我国女性审美倾向产生了较大的影响，导致人们过多地倾向和崇拜"韩国技术"。其实，国内的整形美容医生在基础研究和临床操作上都做了大量的工作，综合实力位居国际前列。

我国整形美容行业的现状是公立医院以整复再造为主，民营医院以整形美容为主。随着国家对民营医院的扶持，整形美容行业愈发规模化、集团化。但仍存在整形外科医生的缺口较大、医师技术水平参差不齐等问题。因此，在中国医师协会美容与整形医师分会牵下，我协调了上海长征医院整形外科、上海市东方医院整形外科、强生公司 Mentor 事业部、上海伊莱美医疗美容医院和重庆市峰度生物科技有限公司，每三个月在上海举办一次"内窥镜规范化技术操作培训班"，让广大整形美容医生能从解剖、操作及内窥镜应用等方面系统地学习，提高自身的技能。

当我看到本书时，我很惊讶，主编吴细钦医生是一位离开公立医院来到民营医院工作的整形外科医生，长期大量的手术与巨大的工作压力下他仍能潜心学术，实在难能可贵。从本书内容可以看出，吴医生在平时的工作中很注意案例的收集与积累，这对广大从事整形美容的医生来说是一个正面的示范。本书不着重在乳房基础、解剖等方面的讲解，而侧重在对假体隆乳术临床案例的深入分析。从本书的案例、图片中可以看出吴医生在假体隆乳手术方面经验是非常丰富的，特别是对并发症的处理及包膜挛缩重新分级有着自己独特的观点。

　　《假体隆乳术临床与实践》的出版对广大从事乳房整形美容行业的医生一定会有很大的帮助和借鉴作用。同时，也希望有更多的医生能更积极地投入到乳房整形美容的事业中，让这个行业更健康、更安全地发展。

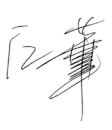

中国医师协会美容与整形医师分会会长
上海市东方医院整形外科主任，学科带头人
上海长征医院、复旦大学附属华山医院整形外科教授

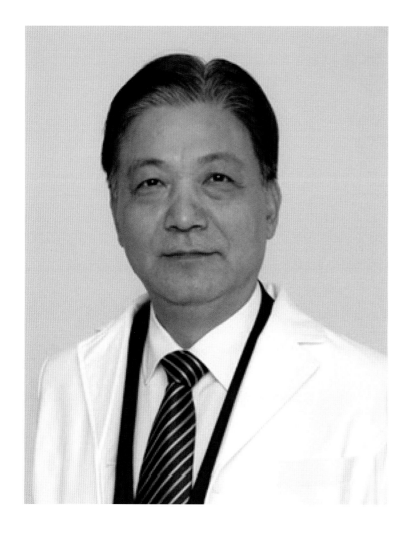

技术顾问

江华

教授、主任医师、博士生导师

现任上海东方医院整形外科主任、学科带头人，上海长征医院、复旦大学附属华山医院整形外科兼职教授。担任中国医师协会美容与整形医师分会会长，上海市整形外科学会主委，泛亚地区面部整形与重建外科学会中国分会副主席等学术职务。

长期从事整形外科的医、教、研工作，在先天性畸形、体表器官再造与整复、会阴创伤畸形修复，以及美容整形方面具有丰富的临床经验。

目前承担国家、军队和上海市重大科研课题 7 项，先后在国内外核心杂志上发表论文 100 余篇，担任《Plastlc and Ren-constructive Surgery》（PRS 杂志）特约审稿人，《中华整形外科杂志》《中国实用美容整形外科杂志》等多种杂志常务编委，主译《面部整形与重建外科》，参编《外科手术学全集·整形烧伤外科卷》《现代整形外科学》《现代显微外科学》等专著。

先后荣获上海市"银蛇奖"、上海市新长征突击手、军队科技新星和全军育才奖（银奖）、解放军总后勤部优秀共产党员等荣誉称号。被上海市人民政府记大功 1 次，先后入选上海市"科技领军人才""跨世纪百名学科带头人计划"和"启明星计划"。

笔者从事整形外科 20 余年，见证了乳房整形在国内的发展。随着经济的飞速发展，人们的思想观念也发生了巨大的变化，广大求美者越来越能接受假体隆乳术，也就是常说的隆胸术。

近些年来，医疗美容机构遍地开花，规模大小不一，整形外科医生缺口巨大。许多医学生刚出校门，甚至没有经过系统的培训，就独立操作整形外科手术，这给医疗美容带来了很大的安全隐患。其实，整形外科医师的培养是需要经过漫长的积累与临床实践。现在，假体隆乳术已经是临床中十分常见的手术了，但如何把假体隆乳术做得更好、更精、更接近自然，一直是业界关心的，也是笔者一直追求的目标和方向。目前，国内临床开展的假体隆乳术还是以在盲视下操作为主。虽然内窥镜辅助下的隆乳技术已经很成熟，且已大量地开展推广与培训，但仍有 85% 以上的医生还未全程操作过内窥镜下假体隆乳术，即使有操作过的医生，其操作过的案例也是屈指可数。因此，腋窝入路盲视下操作和乳晕入路双平面操作仍是假体隆乳术主要的手术形式。

笔者开展假体隆乳术是从盲视下到双平面，再到使用内窥镜辅助下操作一路走过来的。早期由于麻醉等条件限制，乳房假体多数放在乳腺下，而且假体的规格很少超过 250 cc（250 ml）。随着一个个案例的实践和累积，随着与广大整形外科医生的密切交流，笔者对假体隆乳手术的认识越来越深刻，对于假体放置的层次，假体材料形态和大小的选择有自己的观点与经验。

如今的医疗美容行业，医患关系的模式、求美者的求医方式都在不断改变，这就要求医生要有更强的服务意识和更全面的技术储备。在本书中，笔者把处理与求美者医患关系的经验体会总结分享给大家。

笔者一直在思考如何为乳房美容行业的规范化和推广做些什么？

编写本书的想法便应运而生。本书的内容涵盖了假体隆乳的各个环节，包括术前、术中、术后护理、复查等内容，更多的是笔者个人经验的分享。本书内容笔者准备了 10 余年，希望书中有一些特色的、实用的内容可以为临床提供参考。如，本书收入了"丰胸体验室"的内容，"丰胸体验室"可以让求美者更清楚地了解乳房假体及术后可能的效果；本书独列一章介绍乳房假体相关性间变性大细胞淋巴瘤（BIA-ALCL），并附上 2020 年版的《硅胶乳房假体隆乳术临床技术指南》；作为体外组织扩张很好用的器械，Brava 在乳房再造方面应用较广泛，国外医生对其使用经验比较丰富，而国内医生接触相对较少，本书也特设章节介绍。

应该来说，本书对从事假体隆乳行业的初级、中级医师有一定的参考、学习作用。

此外，非常感谢江华教授在百忙之中对本书的指导，亲自写序，并为我在临床实践和科研中提供了很多宝贵的意见；感谢栗勇教授提供了下皱襞切口等的一些手术案例照片；同时也感谢整形界的前辈，如王炜、高景恒、亓发芝、陈育哲、余力、袁继龙等教授，他们出版的相关专著给我提供了很好的临床指导。笔者把他们的学术精华应用到临床中，也把他们的一些经验写到本书中。

2020 年以来，超声刀在隆乳术中的应用也日渐增多，笔者目前没有更多这方面的经验，期待有更多的临床病例经验时再同大家交流。内窥镜在假体隆乳术的应用，国内外已有许多医生编写了许多书籍详细介绍，本书内容中只是将其放在第七章简单介绍，然后详细介绍术后并发症处理、设备参数及消毒设备的使用参数等内容。另外乳腺癌术后假体乳房再造的内容也不在本书中叙述。本书中的有些观点限于本人技术水平不足，可能会和其他专家的观点有所不同，欢迎广大同行提出批评、指导。外科医生的成长进步始终是一个不断学习的过程，笔者希望能和大家一起把这个专业做得更好。

2021 年 12 月 1 日

目录

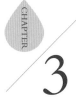

第三章　假体隆乳术的术前准备 /24

第四章　术前设计和手术决策 /39

第五章　麻醉和术后镇痛 /52

CHAPTER

6

第六章　假体隆乳术术式选择 /58

第七章　内窥镜在假体隆乳术中的应用/99

第八章　特殊类型的假体隆乳术 /113

第九章 术后并发症的预防和处理 /156

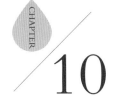

第十章　假体隆乳术相关的辅助方法 /211

CHAPTER

11

第十一章　乳房假体相关性间变性大细胞淋巴瘤 /224

附录一　硅胶乳房假体隆乳术临床技术指南（2020 版）/233

附录二　对 BIA-ALCL 与毛面乳房假体安全性相关问题的认识与建议（国内专家共识）/240

参考文献 /242

第一章

乳房的

生理与解剖

乳房的生理与发育

乳房是哺乳动物的特征器官，一般是成对生长、两侧对称的。人类除胸前一对乳房外，还有一条沿乳线——相当于低等哺乳动物自腋部到腹股沟部的乳房生长线，偶尔有额外或多余的乳房或乳头存在，这就是多乳症或多异位乳头，此系胚胎发育异常。

男性和女性的乳房都起源于外胚层和间充质。外胚层分化成输乳管和腺泡，间充质形成结缔组织和血管。

一、胚胎期

乳腺胚胎起源于皮下及上皮组织形成的"乳房始基"的脊，胚胎第 6 周开始发生，也称乳线，位于躯干前壁两侧。第 9 周时每条脊上的一个小点发育成明显的乳腺始基，然后继续发育成一对乳房，余下的部分退化或偶尔发育成不正常的副乳。至第 3 个月时，乳芽发育成乳管，形成了小胚芽，即乳腺腺泡的前驱结构。这种结构在出生后维持原状，直至青春发育期在雌激素的影响下才进一步发育。

二、幼儿期

幼儿期分初生儿和婴儿两个阶段。初生儿乳腺有某种程度的生理性活动，是因为母体的激素通过胎盘进入婴儿体内所致。可见乳头下组织稍肿胀，可触及 1~2 cm 的肿块，偶可以挤出乳汁样物质。这种现象一般出生后 3~4 天出现，1~3 周逐渐消失，4~8 个月完全消失，随后乳腺即呈幼儿期的静止状态。

三、青春期

青春期为性发育开始到成熟的阶段，约经历 3~5 年。此阶段开始的早迟因种族不同而异，白种人较早，开始于 9~12 岁，我国人通常为 12~15 岁，黑种人 13~17 岁。乳房成熟时不一定有月经的来潮。月经初潮，标志着性器官和乳腺发育完全成熟。

女性乳房开始发育时，整个乳房、乳晕及乳头都相继增大，乳晕和乳头的色泽也逐渐加深。乳腺腺体发育成盘状，继而发育呈圆锥形或半球形，月经初潮后发育完全成熟。其组织变化主要是：①皮下纤维组织大量增加；②乳管周围纤维组织增生、血管增多；③乳管延长，轻度扩张且有分支出现，腺小叶形成；④乳管基底细胞增生，小管末端的腺泡牙也形成；⑤大乳管细胞肥大，分泌功能增加。这些变化直接受内分泌激素的影响。若雌激素刺激过强，乳房发育良好或过度肥大；若刺激和反应仅限于局部，则会发生局部的纤维腺瘤。

四、月经期

月经期与乳腺发育的关系较密切，可分为月经前增生期和月经后复原期。

1. 月经前增生期 此期表现为乳管扩张，上皮细胞肥大增多，以末端乳管为明显；乳房变大而硬，胀感明显，月经后症状消失或减轻，逐渐恢复到复原期。

2. 月经后复原期 自月经开始日到月经后 7~8 日止为月经后复原期，此期乳管末端和乳腺小叶的退化最明显，乳管变小，上皮细胞萎缩及脱落。

乳腺是随月经周期而发生增生或退化改变的。

五、妊娠期

妊娠开始 5~6 周后乳房逐渐肥大充血，乳头肥大，乳晕颜色变深，乳晕范围变大，乳晕腺也开始明显。

最初 3 个月，末端乳管明显增生；中间 3 个月，末端小叶融合成大叶；末期 3 个月，大叶更为扩张，腺泡逐渐增大，乳管内可见分泌物填充。

六、哺乳期

妊娠中期就会出现初乳，但正式泌乳在产后 3~4 天。哺乳期的腺叶和乳管的功能为分泌和储存乳汁。腺泡及乳管普遍扩张，内储存乳汁和细胞脱落物。乳腺小叶的增生发育，因人及乳房部位的不同而有差异，这种不同的发育程度也决定了哺乳期分泌乳汁量的多少。

七、哺乳后期

如分娩后不哺乳，则乳腺在数日后迅速发生退行性变化；反之，乳汁则继续分泌。一般在分娩后 9~10 个月乳腺开始退化，乳汁分泌减少，断乳后不久就停止泌乳。但也有停止哺乳后相对长一段时间内仍可挤出乳汁的情况，这与激素水平下降程度有关，也可能是垂体肿瘤刺激产生。

此期组织变化为：①腺泡变小、变宽；②腺泡萎缩、变细，同时有末端乳管的萌芽；③腺泡及腺管周围纤维组织再度增生，又出现淋巴细胞浸润，并与含脂肪滴的游走吞噬细胞一起散在分布在局部的淋巴管和淋巴结中。有时残余的乳汁分泌可持续数年。

妇女绝经前期乳腺组织开始全面萎缩，腺体普遍变小，萎缩程度和分泌次数有关；绝经后期，乳管呈囊状扩张，乳腺小叶结构大大减少；妇女 50 岁以后，乳管周围的纤维增多，同时有钙化现象，小乳管和血管逐渐硬化而闭塞（图 1-1-1~ 图 1-1-4）。

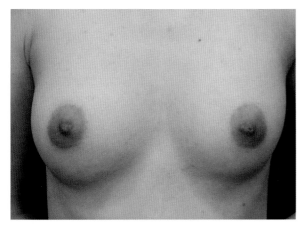

图 1-1-1 正常的乳房

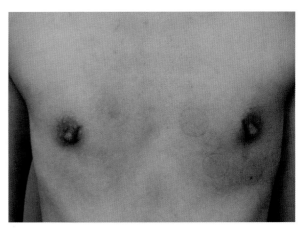

图 1-1-2　扁平的乳房

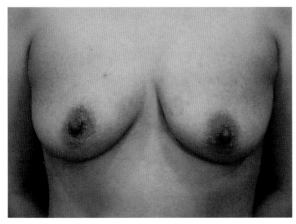

图 1-1-3　萎缩的乳房

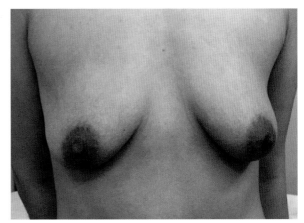

图 1-1-4　松弛下垂的乳房

第二节

乳房的局部解剖

一、乳房的体表解剖

　　成年而未孕女性的乳房多呈圆锥形或半球形，两侧对称（图1-2-1、图1-2-2）；基底部上缘位于第2肋间，下缘在第6肋间，内侧至胸骨旁线，外侧达腋前线。乳房的下缘有一弧形皱襞，位于第6肋间，称为乳房下皱襞，是乳房整形美容手术的重要体表解剖标志。但乳腺组织的覆盖范围很大，有的人可能上达锁骨，下达下皱襞下1~1.5 cm，内达胸骨中线，外达背阔肌前缘。经产妇的乳房往往两侧大小不对称，通常左侧大于右侧，这是因为产妇多是习惯用右手，所以在哺乳时右侧乳房吸吮刺激较多，使得在哺乳期右侧乳房比左侧肥大明显，断乳后右侧乳房萎缩退化比左侧乳房显著。

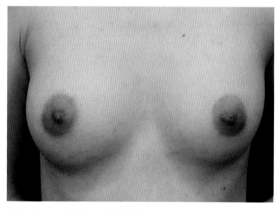

图1-2-1　两侧对称的乳房

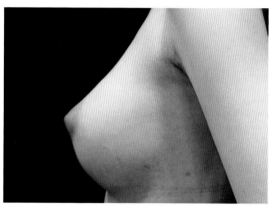

图1-2-2　侧面呈圆锥形的乳房

　　女性的乳房因乳腺的发育程度、年龄、生理周期、妊娠哺乳及所含脂肪组织的多少不同而存在体积大小不同。一般未孕女性的乳房腺体组织饱满、坚挺，已生育过的妇女和老年妇女的乳房多下垂，形态差异较大。

　　乳头一般位于第4肋间水平，向前略外偏15°凸出，乳头表面不平，有15~20个乳腺导管的开口，乳头的皮肤没有毛囊和汗腺，但有较多的皮脂腺开口（图1-2-3）。乳晕的范围大小、色泽深浅个体差异较大，青春期的乳晕呈浅红色，范围较小，妊娠后乳晕增大明显，色泽较深，呈深褐色。乳晕的皮肤含有丰富的皮脂腺、汗腺、蒙氏腺（图1-2-4）。乳房的体表解剖标志是乳房整形美容外科手术术前设计定位的重要依据。乳房的位置、下皱襞、外侧弧线、双侧乳间沟、乳房的丰满及下垂程度是决定乳房形态的关键标志（图1-2-5）。

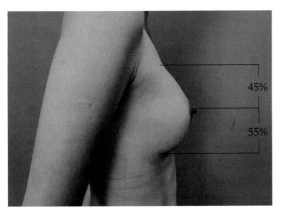

图 1-2-3　乳房侧面各个区域的分布

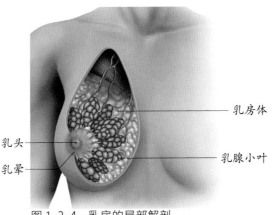

图 1-2-4　乳房的局部解剖

乳房体
乳头
乳晕
乳腺小叶

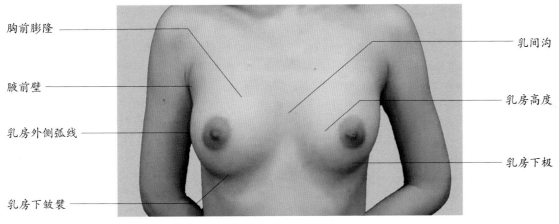

胸前膨隆
腋前壁
乳房外侧弧线
乳房下皱襞

乳间沟
乳房高度
乳房下极

图 1-2-5　乳房体表的区域名称

二、乳房的内部解剖

乳房内部的主要结构为乳管、乳腺小叶和腺泡，还有不同数量的脂肪、纤维组织、神经、血管、淋巴管分布在其周围。乳房腺体由 15~20 个乳腺叶结构组成，乳腺叶以乳头为中心呈放射状排列。每根乳管自乳头开口至管的终末部各自成一乳管系统，构成乳腺叶，所以，在乳房表面切开乳腺时，应呈放射状切开，以避免损伤乳腺导管。一个乳房所含乳腺叶的数目固定不变，而乳腺小叶的数目和大小却有很大的变化，年轻女性的乳腺小叶数目多且体积大，绝经后的女性乳腺小叶则明显萎缩。在乳头的乳管周围和乳晕皮下有横纹肌束，呈圆周形和放射状排列，具有收缩功能，可使乳头勃起。

在乳房的内部，乳腺叶和乳腺小叶之间有纤维组织包围间隔，纤维间隔与皮下组织中的浅筋膜浅层有多束纤维束相连，该纤维束称为悬韧带（Cooper 韧带）。此韧带有固定乳腺于皮肤的作用，是悬吊乳腺的唯一内部解剖结构（图 1-2-6），使乳房在皮下既有一定的活动度，又能使乳房在直立时不至于下垂。当乳腺癌侵犯此韧带时，乳房表面的皮肤呈橘皮样改变。

乳腺后部和胸大肌的深筋膜之间有一层疏松的间隙，称为乳房后间隙；胸前深筋膜分为二层，浅层为胸大肌筋膜，包绕胸大肌，深层为肋骨喙锁筋膜，包绕胸小肌；在胸大、小肌之间有疏松的结缔组织，俗称泡沫层，两者极易分离。隆乳手术中置放假体的层次一般在此层和乳腺后间隙，以前者更常用（图 1-2-7）。

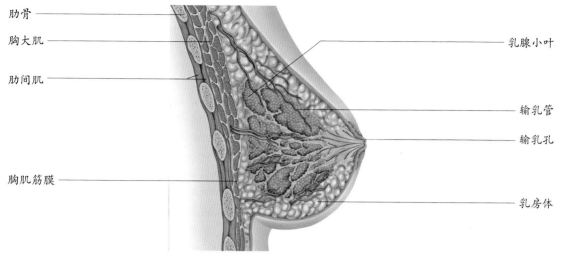

肋骨

胸大肌

肋间肌

胸肌筋膜

乳腺小叶

输乳管

输乳孔

乳房体

图 1-2-6 乳房内部的组织层次、主要结构

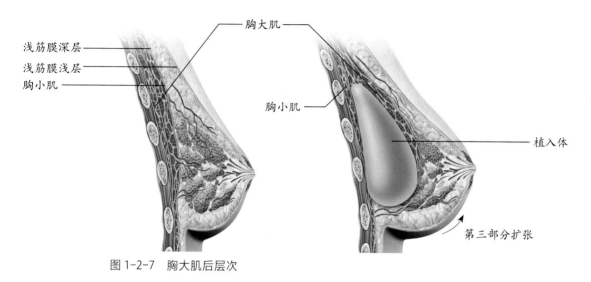

胸大肌

浅筋膜深层

浅筋膜浅层

胸小肌

胸小肌

植入体

第三部分扩张

图 1-2-7 胸大肌后层次

（一）乳房的相关血管

1.动脉 乳房的血液供应丰富，主要由周围动脉分支供血。

（1）内侧：胸廓内动脉的第1~4肋间动脉的穿支，各自在相应的肋间隙、胸骨旁缘1cm处穿出，透过胸大肌分布到乳房的内侧。其中以第1、2两个肋间动脉穿支最粗大，分别从第2肋软骨的上、下缘处穿出。胸大肌后放置乳房假体分离层次时应注意，分离此处易引起出血。

（2）外侧：乳房外侧部的动脉主要来自腋动脉的分支，自内向外依次为：①胸骨上动脉。从胸小肌的上缘分布到胸壁，是分支中最小的一支，且位置不恒定。②胸肩峰动脉胸壁的分支。分布于胸小肌后又穿出胸大肌分布到乳房深层。③胸侧壁动脉或胸长动脉。腋动脉或胸肩峰动脉或肩胛下动脉的分支，在腋静脉深面穿出后，从胸大肌的外侧缘分布到乳房的外侧部。④胸背动脉。腋动脉最大分支——肩胛下动脉的分支，在分出旋肩胛动脉后分布到胸壁侧面，然后分布到背阔肌和前锯肌，最后供应乳房的血液。

上述动脉分为浅动脉支和深动脉支，进入乳腺组织。乳房深动脉血液供应非常丰富，且与浅静脉吻合，因此，可认为乳房的动脉分为浅动脉和深动脉两个系统（图1-2-8）。在深动脉系统中最重要的是乳头、乳晕深动脉，来自前第4肋间动脉穿支，少数来自第3肋间动脉穿支，于锁骨中线与第4肋间交点处穿出，经胸肌筋膜表面穿出，在乳房后间隙分支参与乳房后动脉网的形成。其主干走行1~2 cm后在乳腺后中心进入乳腺腺体，直达乳头、乳晕，在腺体内发出分支，参与腺体供血（图1-2-9）。

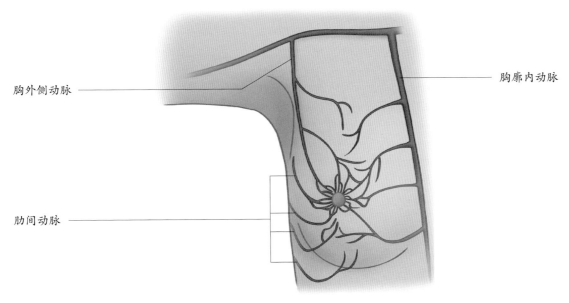

图 1-2-8　乳房的主要血供

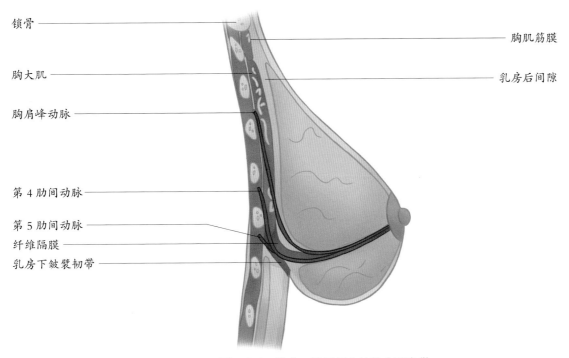

图 1-2-9　乳头、乳晕复合体的主要血供

2. 静脉　乳房的静脉分深、浅两组，浅静脉组位于乳房浅筋膜浅层深面，大致分为横向和纵向两类，在胸骨旁部位汇入胸廓内静脉及颈前静脉；深静脉组主要引流乳腺和胸壁的静脉，与同名动脉相伴而行，

有胸廓内静脉的肋间穿支、腋静脉支和肋间静脉支，直接引流入肺血管网及脊椎静脉丛中。其中，乳内静脉的筋膜穿支是乳房静脉回流的最大静脉，乳内静脉注入同侧的无名静脉后直接进入肺的毛细血管，所以此途径为乳腺癌转移至肺的主要途径。

（二）手术相关的淋巴系统

乳房的淋巴系统非常丰富，可分为浅、深两组。胸壁的皮肤表皮层内没有淋巴管，真皮层内有淋巴网。

浅淋巴毛细管网位于皮下和皮内，在乳头、乳晕周围形成乳晕下淋巴管丛。深淋巴管网收集淋巴液，沿乳管向表面集中引流到乳头部位，注入乳晕下的淋巴管网。乳房深、浅两组淋巴管网有丰富的吻合。

1. 乳房的淋巴液 主要引流到腋窝淋巴结和锁骨下淋巴结：乳房的淋巴管汇集成2~3条大淋巴管向外上走行，经过前哨淋巴结，注入胸大肌缘的腋淋巴结前群，然后注入其他腋淋巴结群和锁骨下淋巴结。

2. 引流到胸骨旁淋巴结 乳房内侧的淋巴结汇集成管，于胸骨旁穿越第1~5肋间隙注入胸廓内血管周围的胸骨旁淋巴结。

3. 引流到膈下淋巴结 乳房内下部的淋巴液汇集成管与腹部上区淋巴管吻合，穿过腹前壁上方，进入膈下淋巴结和肝脏的淋巴结。

4. 引流到对侧乳房淋巴结 乳房的淋巴网有广泛的吻合，一侧乳房的淋巴液可通过皮肤的淋巴管越过胸骨中线，引流到对侧的腋窝淋巴结。

（三）手术相关的神经分布

乳房的感觉神经分布主要来自颈丛的锁骨上神经分支和第2~5肋间神经分支，大致为乳房上部的皮肤由颈丛神经的第3、4颈神经支配、乳房下部的皮肤由肋间神经支配。各感觉神经相互间有交通支相连成网，可相互代偿。肋间神经的皮肤侧支，在腋前线处穿出前锯肌，支配乳房外侧皮肤的感觉；肋间神经的皮肤前支在胸骨旁自胸大肌穿出，支配乳房内侧的皮肤感觉；乳头、乳晕的感觉神经主要来自第4肋间神经的分支，自腋中线穿出胸廓，手术时应注意保护此神经，若损伤此神经，则乳头、乳晕感觉障碍。乳腺体的感觉神经来自第4~6肋间神经；此外，分布到乳头的感觉神经还有交感神经，可使乳头勃起。

（四）手术相关的肌肉

浅层有胸大肌、腹直肌和腹外斜肌的上部，深层有胸小肌和前锯肌。

1. 胸大肌 胸大肌覆盖胸廓前壁的大部，位置较浅，宽而厚，呈扇形，起自锁骨的内侧半、胸骨和第1~6肋软骨等处，向外以扁腱止于肱骨大结节嵴。可分为锁骨部、胸肋部和腱膜部（图1-2-10、图1-2-11）。

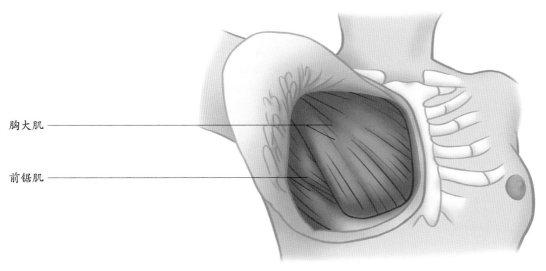

胸大肌 ——

前锯肌 ——

图 1-2-10　乳房相关肌肉

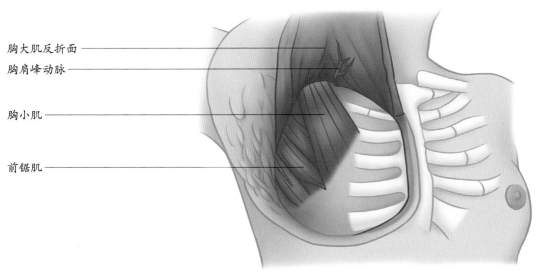

胸大肌反折面 ——

胸肩峰动脉 ——

胸小肌 ——

前锯肌 ——

图 1-2-11　胸大肌反折面

2. 胸小肌　位于胸大肌深面，呈三角形，起自第 3~5 肋软骨，止于肩胛骨喙突；胸大肌和胸小肌之间有疏松的间隙，乳房假体多放置此位置（图 1-2-10）。

3. 前锯肌　位于胸廓侧壁，为宽大的扁肌，起自第 8 或第 9 肋骨，斜向后上内，经肩胛骨前方止于肩胛骨内侧缘和下角（图 1-2-10）。

4. 腹外斜肌　为宽阔扁肌，位于腹前外侧部的浅层，起始部呈锯齿状，起自下位 8 个肋骨的外侧，肌束由外上斜向前下方，后部肌束向下止于髂嵴前部，上中部肌束向内移行于腱膜，经腹直肌的前面，并参与构成腹直肌鞘的前层，至腹正中线，终止于白线。

5. 腹内斜肌　位于腹外斜肌的深面，肌纤维方向与腹外斜肌相反，肌纤维由后外下向前内上斜行，肌质逐渐变为腱膜，与腹外斜肌腱膜相交织，止于腹白线。

6. 腹直肌　位于腹前壁正中线的两旁，居腹直肌鞘内，为上宽下窄的带形多腹肌，起自耻骨联合和耻骨嵴，肌纤维向上止于胸骨剑突和第 5~7 肋软骨前面。肌的全长被 3~4 条横行的腱划分成多个肌腹。

7. 背阔肌 位于胸背区下部和腰区浅层较宽大的扁肌。由胸背神经支配。血液供应主要来自胸背动脉和节段性的肋间后动脉和腰动脉的分支。可以肩胛线为界线分为内、外侧，线的外侧由胸背动脉分支供血，线的内侧由节段性动脉供血。起于7~12胸肋棘突、胸腰筋膜、髂嵴和下 3~4 肋，止于肱骨小结节嵴。

8. 肋间肌 包括肋间外肌、肋间内肌、肋间最内肌和胸横肌；肋间外肌起自肋骨下缘，肌束斜向前下，止于下一肋上缘；肋间内肌起自下位肋骨上缘，止于上位肋骨的下缘。

乳房手术的其他相关组织结构

一、腋窝的局部解剖

经腋窝入路是国内医生行假体隆乳手术所用的最常见入路，因此，熟悉腋窝的解剖很重要。腋窝有皮肤大汗腺，局部有毛发，一般选在腋窝自然皱褶处切开。

腋窝的构成有一顶、一底、四壁。一顶：由锁骨中1/3段，第1肋外缘，肩胛骨上缘组成；一底：由皮肤、筋膜、腋筋膜组成；四壁：①前壁，由胸大肌、胸小肌、锁骨下肌、锁胸筋膜组成。②后壁，由背阔肌、大圆肌、肩胛下肌、肩胛骨组成。③内侧壁，由前锯肌、第1~4肋骨及肋间隙组成。④外侧壁，由喙肱肌，肱二头肌长、短头和肱骨结节间沟构成（图1-3-1）。

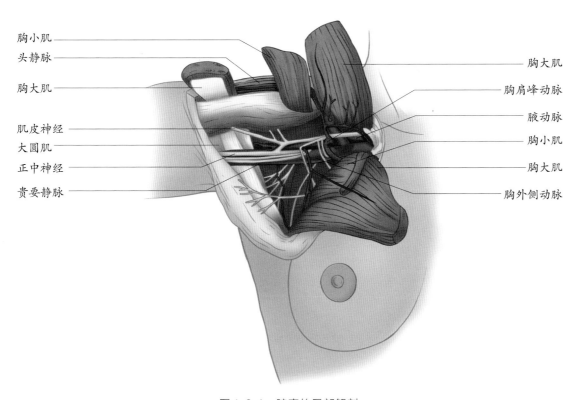

图 1-3-1　腋窝的局部解剖

内容物主要有臂丛锁骨下部及其分支、腋动脉及其分支、腋静脉及其属支、腋淋巴结和疏松结缔组织等。

乳房手术时，应避免进入腋窝脂肪垫，保持在腋窝脂肪垫的前方进行操作，否则容易损伤主要血管（图1-3-2、图1-3-3）。另外，由于动静脉和臂丛神经也在腋窝内，在手术时应注意避免长时间过度外展手臂，以免损伤血管和神经（图1-3-4）。

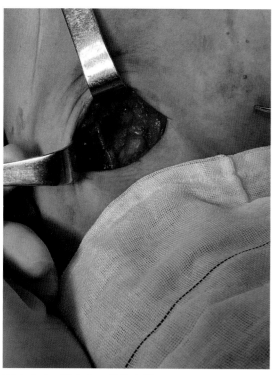

图 1-3-2　腋窝入口处的血管

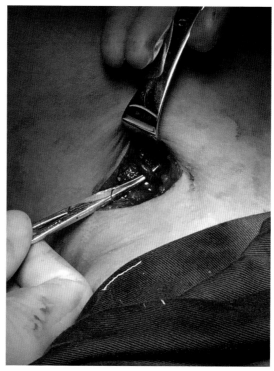

图 1-3-3　腋窝变异的动脉

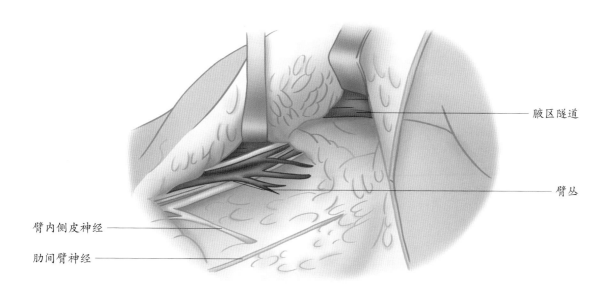

腋区隧道

臂丛

臂内侧皮神经

肋间臂神经

图 1-3-4　腋窝入口的神经

二、乳房下皱襞的局部解剖

乳房下皱襞是乳房重要的体表解剖标志，定位明确的乳房下皱襞和适当的乳头到下皱襞的距离是手术后获得完美乳房的重要因素。如果在假体隆乳手术中没有保护好乳房下皱襞，将会产生"双泡"外观或"垂乳畸形"（图 1-3-5、图 1-3-6）。

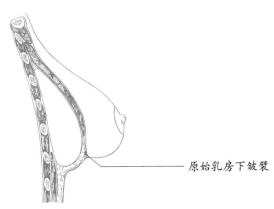

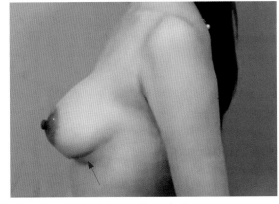

图 1-3-5　乳房下皱襞

图 1-3-6　左侧乳房"双泡"畸形

乳房下皱襞的解剖是乳房整形外科发展史上一个备受争议的话题。1845 年，Cooper 认为它是靠近腹部的乳腺边缘向上卷曲形成的折边。一般在乳房的下缘，内侧位于第 5 肋，最低点可达第 6 肋间隙。乳晕下缘至乳房下皱襞平均距离为 5~9 cm。Bayati 和 Seckel 认为韧带内侧起于第 5 肋骨外膜，外侧起于第 5 和第 6 肋间的筋膜，穿入乳房下皱褶的真皮深层，是内侧的腹直肌筋膜和外侧的前锯肌、腹外斜肌汇集在此形成的。

第二章

假体隆乳术概述

假体隆乳术的发展变革

一、 国外假体隆乳材料应用情况

1961 年，Frank Gerow 博士及 Thomas Cronin 博士共同研发出了世界上首款硅胶乳房假体，硅胶假体隆乳手术也从此拉开序幕。1962 年美国德州工厂的工人 Timmie Jean Lindsey 女士在医生的建议下，接受了世界上首例硅胶假体隆胸手术。Timmie 做完手术后，乳房尺寸从 B 罩杯增长到了 C 罩杯，之后还哺育过 6 个孩子；从此，Timmie 被载入史册。现今 80 岁的 Timmie 仍健在。

20 世纪 70 年代，生产出来的硅胶乳房假体很容易破裂。如果其破裂，要完全清除植入的乳房假体材料几乎是不可能的。那 10 年里，由聚氨酯泡沫包裹着的乳房假体变得流行起来，聚氨酯泡沫可以有效防止包膜挛缩的出现。但是聚氨酯泡沫在体内会很快破裂分解，使得假体的移除变得困难。1976 年美国食品及药物监督管理局（FDA）在《食品、药品和化妆品法案》中制定了医疗设备修正法案。自此，FDA 可以对新的医疗设备的安全性及有效性进行审核、认证。此时，上市 15 年的硅胶乳房假体才被纳入 FDA 的监管范畴。

在美国，由于乳房假体植入体内后出现了一些可能与假体有关系的免疫性疾病，FDA 下令禁止乳房假体在除了乳房重建以外的其他方面的使用，时间达 10 余年。直到 2006 年 11 月，美国 FDA 批准硅胶假体重新上市，但是需要厂商进行跟踪研究来了解假体的长期安全性及有效性。FDA 在其官网上特别声明：①乳房假体并不能终身停留在体内。假体在体内的停留时间越长，受术者出现并发症并且需要移除或更换假体的可能性就越大。②女性在植入乳房假体后，需要对自己的乳房进行终身监控。③没有任何研究证实硅胶乳房假体会导致癌症、生殖问题或风湿性关节炎等结缔组织疾病的出现。

2010 年，法国的一家公司生产的乳房硅胶假体被禁止使用。该假体在欧洲及南美曾被广泛使用，相关政府部门鼓励女性取出已植入的硅胶乳房假体。

2011 年 3 月，新的硅胶乳房假体通过美国 FDA 的批准认证。该假体的生产商成为美国第三大乳房假体公司。

2019 年 7 月 24 日，全球最大的乳房假体生产商因其毛面假体可能和乳房假体相关的间变性大细胞淋巴瘤（BIA-ALCL）有关，主动宣布全球范围内召回其旗下的毛面假体。

二、国内假体隆乳材料应用情况

国内乳房假体的应用起步较晚，20 世纪 80 年代，中国医学科学院北京协和医学院整形外科医院（八大处整形医院）、上海交通大学医学院附属第九人民医院等国内知名的医院逐渐开展了乳房假体的应用，但主要是用于乳房的再造。随着改革开放的深入，人民的生活水平也逐渐提高，假体隆乳术越来越被广大医生和求美者接受。2010 年后国家鼓励社会办医，民办医疗美容机构如雨后春笋般迅速发展，东方人的形体特点使假体隆乳手术迅速在国内流行起来，中国已成为美国、巴西之后的世界第三大假体隆乳大国；同时，也成为美国几个著名乳房假体公司的全球第二大消费市场。

早期国内生产的乳房假体工艺相对落后，一些乳房假体植入体内一段时间后容易出现渗漏、破裂。随着制造工艺的提高，产品质量也有很大的提升，现在已基本可以和国外一些知名品牌相媲美。国产的乳房假体由于性价比较高，在中低端乳房假体的应用上占比达到 90% 以上。2019 年曾报道的手术后出现 BIA-ALCL 的假体品牌，其中没有一个国产品牌上榜，说明乳房假体比较适用于黄种人，也说明国产乳房假体的安全性还是非常高的。

假体材料的临床应用要点

一、假体材料的定义与发展演变

（一）乳房假体的定义

乳房假体是一种能够安全植入体内、并能够长时间放置体内以达到术后乳房体积变大的目的的材料。所用的材料均要求无致癌、无致畸形和组织相容性高。

目前，假体隆胸手术所用材料主要为硅胶囊乳房假体，由内层填充物和保护外壳组成，内层材料是硅凝胶，外层保护外壳是由 4~6 层硅胶弹性体外壳组成。医用硅凝胶通常是高纯度的二甲基硅氧烷的特殊多聚体，它是用于人体引起生物反应最小的材料之一，常用于医学领域。硅凝胶有四型，型号越大硅凝胶越黏稠，型号越小假体就越柔软；该材料理化性能稳定，无毒、无味，无致癌、致畸作用，不易老化，有一定的机械性能；其外观呈现胶冻状，手感较接近人体正常组织，感觉真实，与机体有良好的组织相容性。由于其分子较大，不易渗漏，安全性更高。不同的厂商，保护外壳的数目不一样，一般为 4~6 层，每层的厚薄也不一样；最外层外壳根据有否涂层分光面和毛面，光面假体的外壳是没有涂层的，毛面假体是在乳房假体最外层涂上或浸汁某种材料，使外壳层与人体组织接触面更大，可让乳房假体植入后在体内位置相对固定；根据涂层的粗糙程度还分微绒面和粗绒面（也叫毛绒面），如果假体的表面过于粗糙，可能会和 BIA-ALCL 有关系。

以硅胶及硅凝胶为填充材料的乳房假体会影响 X 线的穿透，故用其隆乳后，对乳房及胸部的 X 线检查会有所影响。硅凝胶假体型号有很多，可满足不同爱美者的个性化需求。硅胶假体目前仅仅局限于乳房体积小、局部有良好的软组织覆盖、不愿采用自体组织填充的患者使用。

（二）乳房假体的演变

乳房假体的演变大致可以分为 5 个阶段。1962 年美国首先研制成功硅凝胶乳房假体，开创假体隆乳新时期。

1. 第一代硅凝胶乳房假体　呈泪滴形，其底盘有涤纶片，以便纤维组织长入起到固定作用。缺点是囊壁较厚，有接缝，整体手感较差。

2. 第二代硅凝胶乳房假体　呈圆形，去除涤纶片，使用了仅 0.13 mm 的薄囊壁。缺点是假体太薄容易破，临床应用中曾出现较严重的渗漏。

3. 第三代硅凝胶乳房假体　重新加厚囊壁，增加防渗漏层，使用了厚凝胶，大大减少了渗漏。缺点是纤维包膜挛缩，术后乳房容易变硬。

4.第四代硅凝胶乳房假体 20世纪80年代出现的，其将光滑的硅凝胶囊表面改为毛面，可以大大减低纤维包膜挛缩的发生。缺点是假体不易移动，手术操作繁琐，易出血，依然存在破裂渗漏的可能。

5.第五代硅凝胶乳房假体 其填充材料选择了铰链硅胶，即使假体囊壁破裂，硅胶依然保持固体形态，不会四处游走。

二、假体材料的安全性评价

1992年FDA就硅凝胶乳房假体可能会引起全身免疫性疾病的问题，限制以美容为目的的隆乳手术。之后，欧洲、日本等发达国家也相继限制应用硅凝胶乳房假体隆乳术。为此，整形外科学界进行了大数据的回顾性调查研究，证实硅凝胶乳房假体不会引起全身免疫性疾病。

1999年6月21日，美国国家科学院医学研究所（IOM）发表了应美国国会要求进行的关于硅凝胶安全性的最终权威性研究报告，内容大致分为以下几点：

（1）有强有力的证据证明乳房硅凝胶假体不会致癌，不会增加乳腺癌的发生率。

（2）理论上推测乳房假体种植后会影响乳腺癌的早期发现，现已经证实只要进行乳房射像，及时检查，这种危险性是较低的，不影响其死亡率。

（3）硅凝胶假体种植会引起免疫性疾病及风湿疾病是没有足够证据的，流行病学资料证明该假体是安全可靠的。

（4）外科手术中将假体取出后证明，过去描述的由假体引起的身体组织的异常，大多数是不能确定的。

（5）实验证明，硅凝胶不会引起与免疫相关及病毒相关的疾病物质的扩散。

（6）实验证明，不存在因为假体种植而引起的全身性疾病。

（7）硅凝胶致畸或致突变是没有根据的。

（8）有证据表明，在母乳内没有发现硅凝胶，其不会对母乳喂养构成危害。

（9）硅凝胶假体即使破裂后也不会向远处扩散。远处部位发现硅酮成分，不一定是由于假体渗漏引起的，更大原因是由于机体暴露于周围环境中硅成分引起的。

（10）硅凝胶乳房假体不可能终身存在体内，植入时间越长，破裂的概率越高；MRI是诊断硅凝胶乳房假体破裂的首选方法。

（11）硅凝胶乳房假体可能引起的主要问题是局部并发症，比如破裂、包膜挛缩等。

（12）调查硅凝胶乳房假体所有的物理和化学特征，确定假体对人体没有任何危害。

在中国大陆地区，所有植入体内的乳房假体必须由国家食品药品监督管理局（CFDA）认证、批准后才可以在医疗机构使用，也就是常说的必须"三证"齐全。使用后必须定期随访、追踪其安全性。2005年奥美定事件给整个医美行业造成了非常坏的影响，2006年4月30日发布了《关于停止生产、销售和使用聚丙烯酰胺水凝胶（注射用）的通告》。

2010年，法国某生产乳房假体的公司被举报使用未经许可的硅胶制作隆胸填充物。因这些填充物具有异常高的破裂率和泄漏率及可能会致癌，而被法国政府建议取出已植入的乳房假体。2019年7月24日，美国某知名公司因其毛面假体可能与BIA-ALCL有关，宣布全球范围内主动召回剩余的毛面假体，同时FDA不建议已植入假体的患者不必取出假体。

乳房假体已在世界范围内使用快60年了，有大量的临床资料和文献表明，硅凝胶乳房假体是目前隆乳手术的首选材料，不会对人体造成全身性危害，所引起的局部并发症可以采用适当的措施降低或解决。当然，硅凝胶乳房假体和其他人工材料一样存在老化问题，建议受术者定期复查，必要时取出或更换假体。

附：临床应用的主要乳房假体

本节所介绍的硅凝胶乳房假体是经过CFDA批准的、合法的、常用的假体，盐水假体在这里不做介绍。由于笔者经常用到乳房假体，对所介绍的乳房假体较为熟悉，没有任何商业目的。

2019年7月24日，美国某知名公司由于其产品在全球发现的BIA-ALCL中占多数，主动在全球范围内召回旗下的毛面乳房假体，光面乳房假体不影响。为了让广大手术医生仍对毛面假体有一定的认识，本章内容还是保留几个公司毛面假体的介绍。每家公司的产品工艺不同、硅凝胶材料不同，其产品的规格也不同。

一、乳房假体的分类

（一）按品牌分

1. 进口品牌　目前在中国大陆地区使用较多的乳房假体主要是美国的两个知名公司旗下的产品，其型号较为齐全，可选择性较大。另外，还有德国、法国和韩国的乳房假体品牌也在使用中。

2. 国产品牌　国产的乳房假体在20世纪已在国内广泛使用，其质量也相当不错，性价比高，但型号、规格相对较少。目前在市场上使用较多的是上海的两家乳房假体公司的产品。

（二）按外形分

按外形，可分为圆型（图2-2-1）和水滴型（图2-2-2）。

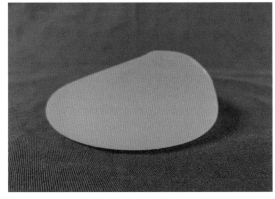

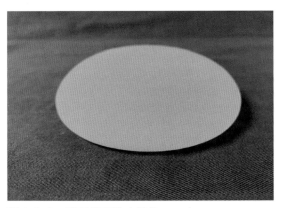

图 2-2-1　水滴型毛面乳房假体　　　　图 2-2-2　圆型毛面乳房假体

（三）按凸度分

按凸度，可分为高凸、中凸、低凸（目前国内没产品）。

（四）按表面涂层分

按是否有表面涂层，可分为毛面和光面（图 2-2-3~ 图 2-2-6）。

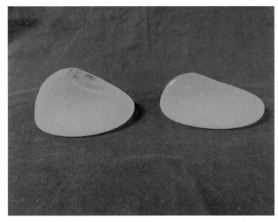

图 2-2-3　左为高凸型，右为中凸的水滴型乳房假体

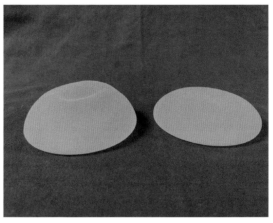

图 2-2-4　左为高凸型，右为中凸型圆型乳房假体

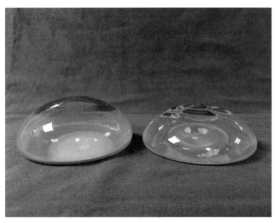

图 2-2-5　左为高凸型，右为中凸的光面乳房假体

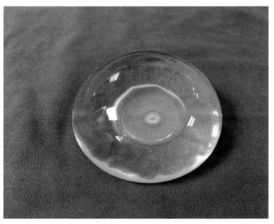

图 2-2-6　光面乳房假体

光面乳房假体只有圆型没有水滴型。目前常用的进口光面假体主要是美国的两个品牌，分别占市场的 80% 以上，而它们毛面乳房假体的毛面技术分别是 SILTEX TM 毛面工艺和 BIOCELL TM 微孔状毛面技术。SILTEX TM 毛面工艺的乳房假体是由机械自动浸注完成，外壳有 3~4 层的防渗漏层；表面相对顺滑，不会有毛绒感，假体植入后产生的包膜很薄（图 2-2-7），假体多年后仍不变形或渗漏（图 2-2-8）。BIOCELL TM 微孔状毛面技术的乳房假体表面的毛绒面和周围组织贴合较完全，植入体内的乳房假体不容易旋转移位，但容易形成双包膜，可能会导致 BIA-ALCL。

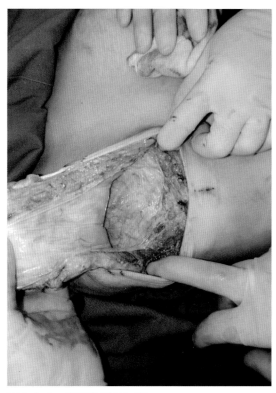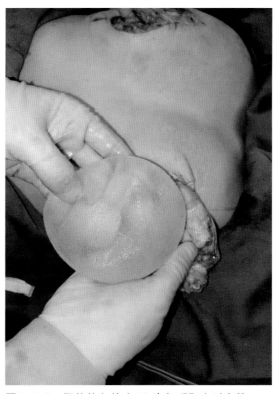

图 2-2-7　菲薄的假体包膜　　　　　　　　　　图 2-2-8　假体值入体内 10 多年后取出时完整

二、乳房假体的选择

（1）毛面假体表面厚度深，粗糙不规则，可以使组织向内生长，使假体和人体组织结合更加紧密，从而可以降低手术后可能发生的包膜挛缩。

（2）光面假体表面较光滑，摸起来干净滑手，但由于表面光滑，组织不容易粘附于表面，手术后产生包膜挛缩的可能性大一些；早期包膜未完全形成时，过多的上臂活动可能会使光面乳房假体移位。

（3）胸廓狭窄者宜选用底盘较小的中突假体，肥胖者宜选用底盘直径大的低突假体，哺乳后伴轻度乳房下垂的受术者选用水滴型假体较为合适。

（4）圆型假体呈半球状，只有一个中心点，植入后，乳房上下极都能实现饱满的状态，是目前使用比较多的假体。皮肤弹性好的人适合圆型假体。圆型假体更符合东方女性的需求，乳房挺立但不够丰满，只是单纯想增大乳房的女性，可以通过选择圆型假体塑造丰满挺拔的效果。

（5）水滴型假体也叫解剖型假体，其线条就像一滴水珠沿着身体滴落的自然线条，植入后乳房最高点位于偏心位置，和真实乳房形态更相似，皮肤比较松弛或是皮下组织薄的人适合水滴型乳房假体，术后下极更饱满，与天生的胸部有一样的自然曲线。

求美者都期望获得大小适宜、左右对称、形态逼真的乳房，因此对乳房假体容积大小的选择，将直接关系到手术效果，是保证手术成功的一个重要环节。

三、乳房假体对乳房组织的影响

每个乳房假体不管其类型、大小或形状，植入人体后都会使假体周围的组织特别是胸大肌、乳房组织发生改变，因此医生和求美者的术前沟通非常重要。

（1）假体尺寸对组织的影响：乳房假体越大，求美者乳房组织就越可能出现更多潜在的近期和远期的并发症。假体明确增加了乳房的重量，乳房的重量越大，随着时间的推移，可能发生越多的术后并发症。合适的乳房假体对术后的效果、手感及安全性至关重要，一味追求过大的乳房假体可能会带来更多的效果、安全等方面的不良影响。

（2）假体形状对组织的影响：假体形状决定远期对组织作用的重要单一因素是突度——假体的前后径。乳房假体突度大或剖面厚有两个可预见的对乳房的副作用：过大的压力和过大的重量。假体形状对组织的作用，与假体大小对组织的作用相似，也是与乳房覆盖和实质的尺度和特性有关。相同体积的不同形体的乳房假体，圆型乳房假体植入后的视觉效果会比水滴型更显大，但平卧时手感没有水滴型的佳。

不同品牌的乳房假体，其型号大小均不同，也配有产品的型号表，手术医生应熟练掌握常用乳房假体不同型号的规格数据。一般在测量后对照型号表的数据就可以大致确定所要选的乳房假体的大小。

第三章

假体隆乳术的术前准备

CHAPTER 3

手术的适应证、禁忌证和术前准备

一、手术适应证

（1）先天性乳房发育不良者。

（2）青春发育期前由于乳腺组织病变导致的乳房发育不良或不发育者。

（3）先天性乳房发育畸形，如乳房缺少症、筒状乳、乳腺缺如等。

（4）体重骤减后乳房萎缩者。

（5）哺乳后乳房腺体萎缩者。

（6）乳房轻度下垂者。

（7）双侧乳房不对称较明显者。

（8）无全身性严重疾病等一般手术禁忌证。

（9）求美动机正常者。

（10）对手术效果期望值合理者。

（11）保留乳头乳晕的单纯乳腺切除手术后或早期乳腺癌改良根治手术后要求隆乳者。

二、手术禁忌证

（1）未满18周岁的。

（2）有全身性感染或手术区域局部炎症者。

（3）有全身性疾病可能影响手术的，比如心、肝、肺、肾等部位疾病，高血压，糖尿病，免疫系统疾病。

（4）患有造血系统疾病，存在凝血功能障碍者。

（5）有明确精神疾病的。

（6）乳腺癌手术后有复发或转移倾向者。

（7）心理准备不足、对手术效果期望不合实际的。

（8）求美动机不正常的。

（9）对医生和医院不信任的。

三、手术前准备

假体隆乳手术是整形美容外科中一项比较常见的手术，因此，必须完善各项术前准备。术前准备分手术前的准备和麻醉的准备。

（一）手术前的准备

假体隆乳手术是通过植入乳房假体使乳房外形变大的手术，手术的入路对植入乳房假体的安全有较大的影响，国内主要是腋窝入路和乳晕入路。

（1）一般检查：身高、体重、血压、心率、手术区皮肤情况、有否破溃、感染病灶。

（2）实验室检查：血常规、凝血功能、肝功能、肾功能、血糖（空腹）、传染病四项（艾滋病、梅毒、丙型肝炎、乙型肝炎）。

（3）其他：心电图（ECG）、胸部X线摄片、乳房彩超，有条件的可以做乳腺的MRI。

（4）术区准备：①腋窝入路。备皮后，术区用碘酊消毒一遍，75%乙醇溶液消毒3遍。②乳晕入路。乳头乳晕清除积垢再用碘酊消毒一遍，75%乙醇溶液消毒3遍；有乳头内陷的，一定要把内陷乳头内积的污垢清除干净；如果乳头能挤出乳汁，则不建议从此入路手术。

（5）完善必要的法律文书签字和手术前拍照建档（具体见本章第四节）。

（6）完善其他手术前准备：皮试、建立静脉通道、术前半小时抗生素的使用。

（7）准备好合适的乳房假体，尽量多备一对乳房假体，以防手术中乳房假体破裂而产生不必要的麻烦。

注意：术前血常规白细胞和中性粒细胞过高者不宜手术；处于月经期者建议月经停止7天后施术。

（二）麻醉的准备

（1）手术前禁食8小时，禁饮4小时。

（2）下颌张口活动情况、口腔牙齿情况检查。

（3）手术前麻醉的沟通。

（4）手术前评估求美者的身体和心理状况，选择适合的麻醉方法。

（5）完善必要的法律文书签字。

（三）手术室准备

手术室应提前将室内调至舒适的温度，有条件的可以播放轻松的音乐，这样，求美者到手术室这种陌生地方就不会过于紧张而影响手术。护士应提前把所有的手术物品和器械准备好，不可在求美者清醒的时候谈物品准备不够等，可以在麻醉之前适当与之聊聊天，可以一定程度缓解求美者的紧张情绪；手术医生也应提前到手术室，反对手术医生手术前未与求美者见面就直接开始手术。

（四）术前有服药史的处理

求美者手术前有服用药物的，必须详细了解药物名称、剂量、服用时间及副作用，根据情况评估是否会影响手术。

（1）手术前有服用阿司匹林（ASP）等抗凝药的，手术前至少停药7天。

（2）手术前有服用抗高血压药的，不可轻易停药，尽量使用缓释片，使麻醉禁食时间足够。

（3）手术前有服用降糖药的，手术前3天和围手术期尽量改用胰岛素注射。

术前与求美者的沟通和教育

在国内，接受假体隆乳手术的求美者往往是通过互联网和平面媒体的一些广告而来院的，她们很容易受广告宣传效果的影响而对手术效果抱有很高的期望值，加上在一部分医美机构，医生往往不是手术方案的决定者，而是所谓的现场咨询师在订手术方案，这样沟通的后果是求美者期望的效果和手术后效果是有很大差别的，极容易造成医疗纠纷。因此，在手术前手术医生与求美者的沟通和教育非常重要。

一、明确求美者的需求

行假体隆乳术的求美者需求各种各样，不仅有女性，还可能有要求变性的男性。因此，手术前了解求美者的需求非常重要。如果女性求美者由于先天发育不良、哺乳后乳腺萎缩，或自身乳房体积正常，仍要求更大的乳房外形的，通过假体隆乳手术可以让其形体更加协调；如果求美者的需求超过其自身的胸部条件或假体隆乳手术后其形体可能更加不协调的，手术医生有必要给其合理的建议。如果求美者是非变性的男性，通过植入乳房假体使胸大肌更肥大（国内的胸大肌假体没有登记注册），则可以施术；如果是想通过假体隆乳手术从事非法活动的，则不建议施术。

通过假体隆乳手术后，求美者的形体可以有较好的改善，自信心也有一定程度的提高，对工作、社交、婚姻和谐确实有一定的帮助。

二、对求美者的心理建设

接受假体隆乳手术的求美者多是身体健康的，只是对自身的乳房外形不够满意才来手术。往往过小的乳房给这类求美者带来了一定的心理压力和负担，她们很希望通过手术改变现状，却又怕周围的人知道，可能就一个人来医院就诊，因此，必须给予必要的心理疏导。

1. 担心手术安全 安全是整个治疗过程的最主要一环，民营机构的假体隆乳手术开展较多，但安全的问题相对没有足够的重视，因此，医院必须完善相应的设备和人员，有良好的规章制度并落实，这样可让求美者对手术安全有足够的信心。

2. 担心乳房假体的安全 乳房假体植入人体后可能要放置 10 年以上，甚至更长，求美者可能会担心这么长时间后假体是否会破裂、渗漏或包膜挛缩、是否他人能触及乳房假体、手感会不会太假等。有一部分求美者甚至会出现手术后自觉乳房假体在体内而引起很多相关的不适感。其实这些和乳房假体植入后没关系。作为手术医生，对求美者做客观的解释是非常必要的，良好的沟通可以缓解求美者很多顾虑，对手术后的恢复有很大的帮助。

3. 对手术后疼痛的恐惧 乳房假体植入体内后，求美者可能有各种不同的疼痛不适，个体差异较明显。首先应给予求美者必要的情绪舒缓和必要的手术后镇痛，尽量减少手术后疼痛引起的不适。

4.消除顾虑 有部分求美者手术后由于乳房假体在体内长时间存在，其心理负担会比较大，担心乳房假体会给身体健康带来一定的影响。手术医生应在术前详细、耐心地解答求美者的问题，消除其对手术的顾虑。

总之，对于假体隆乳术这种选择性手术，术前必须进行充分的准备，不可在求美者没有做好充分手术前准备而匆忙让其手术，这样即使手术后效果很漂亮，求美者也可能因为没有足够的手术前心理准备而后悔接受手术。这点在民营机构时有发生，必须引起各方的足够重视。

三、乳房的健康教育

现代女性不仅要工作、还要照顾家庭，没时间去参加健康方面的教育，特别是乳房，因为涉及隐私，更不愿去公开接受这方面的教育，一般是通过互联网了解乳房健康方面的知识。乳房是女性的重要器官，既是哺乳器官，还是性器官，在完成哺乳功能后就只有后者的功能了。适当的乳房健康教育很重要。

成年女性一般一年常规做一次乳房彩超，如果有乳腺癌的家族史，则要定期做乳腺钼靶或 MRI，以及时了解乳房的变化；经常对乳房按顺时针的方向按摩，注意观察乳头是否有溢出物。对于有乳腺增生 BI-RADS 3 类以上的应酌情给予药物治疗，定期复查，必要时切除增生的乳腺（表 3-2-1）。

表 3-2-1 乳腺结节分级标准

级别	表现		
0 级	某些改变需要和以往影像资料相比较，或需要其他影像检查进一步评估的。可能是既往存在的良性改变，例如双侧乳腺腺体不对称的改变		
1 级	阴性。乳腺影像检查显示乳腺结构清楚，可以有把握判断为未见异常或正常。女性常见的、多发的乳腺增生归于此类		
2 级	良性病变，建议定期随访（如每年 1 次）。包括可以肯定的乳腺良性肿块，如脂肪瘤、单纯囊肿，肯定的良性钙化，多次复查无明显变化的乳腺结节，手术后改变且多次复查无明显变化的、乳腺假体等		
3 级	可能是良性病变，建议短期随访（如 3~6 个月 1 次），它的恶性概率小于 2%。指实性椭圆形的肿块，没有恶性的表现，例如乳腺纤维瘤		
4 级	考虑恶性病变可能，需要活检明确。4 级又分为 a、b、c 三级，恶性的危险性逐渐增加，范围约 3%~94%	4a：低度可疑恶性。实性肿块有 1~2 项恶性表现，需要病理学检查。恶性可能 10%
		4b：中度可疑恶性。恶性可能 20%
		4c：高度可疑但不肯定。实性肿块的恶性表现不超过 3 项，尚不具备像 5 级那样的典型恶性特点，此类病理结果往往是恶性的，恶性可能 30% 以上

级别	表　现
5 级	高度怀疑为恶性病变(几乎认定为恶性疾病),需要手术切除活检。实性肿块的恶性表现 > 3 项,具有 95% 的恶性可能性
6 级	已经由病理证实为恶性病变,但还未进行手术

假体隆乳手术后的求美者在手术后 6 个月可以行彩超检查,以后一年一次,检查前告知检查医生乳房手术史。个别假体植入后心理负担比较重的要给予必要的心理辅导,消除其心理负担。

四、乳房假体知识的教育——丰胸体验室

求美者对于乳房假体的认识往往是来源于互联网,可能她们了解到的内容真真假假,极易受广告的影响,因此,有必要对求美者进行乳房假体知识的教育。

乳房假体的填充物一般为硅凝胶和盐水,国内使用的是 SFDA 批准的硅凝胶乳房假体;硅凝胶分Ⅰ、Ⅱ、Ⅲ型胶,临床上大部分使用的是Ⅰ和Ⅲ型硅凝胶,前者的乳房假体较柔软,但支撑性相对较差;后者的硅凝胶相对较稠,假体对组织的支撑性较好,术后的乳房弹性更好。

为了让求美者能更充分了解乳房假体及手术后的效果,好多医美机构均设立了丰胸体验室,下面笔者把丰胸体验室的设置介绍一下。

(1)独立的房间,要求有一定的隐私性,位置相对较安静,有一定的面积(图 3-2-1)。

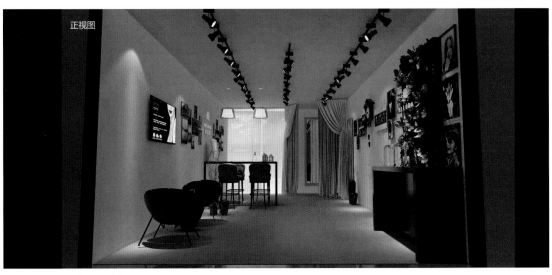

图 3-2-1　体验室的空间

(2)装修的色调以暖色系为主,风格偏简欧;有的机构是由假体供应商赞助建立的丰胸体验室,则其色调和风格与该产品的定位相仿,比如美国某品牌的高端系列,其风格是以黑色和金属搭配(图3-2-2)。

(3)物品设置:①墙上可以挂艺术画或照片(图 3-2-3、图 3-2-4)。②一部平板电视,可播放一些手术和假体介绍的宣传片(图 3-2-5)。③假体展示柜,里面可以展示各种各样的假体(图 3-2-6),如果是一些高端的乳房假体,可能会使用单独的展柜,并设置激光灯,以示假体的奢华感(图 3-2-7)。

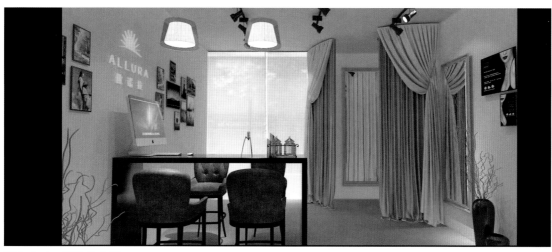

图 3-2-2　品牌的色调

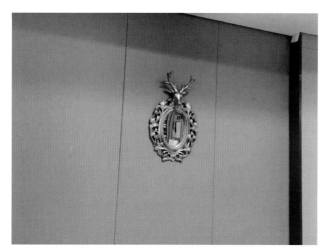

图 3-2-3　艺术品装饰

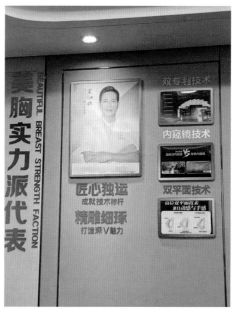

图 3-2-4　专家宣传资料

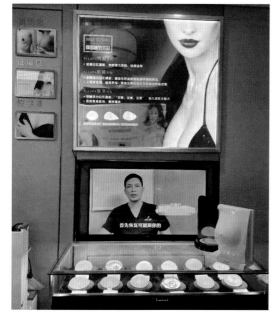

图 3-2-5　可播放宣教内容的电视

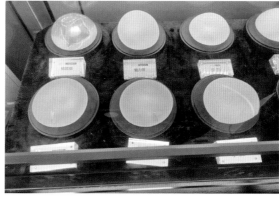

图 3-2-6　假体展示柜

另外，可配备一些白色手套用于抓取假体，一方面可显示其豪华感，另一方面可避免反复抓取假体，假体会因汗液、灰尘、毛絮而影响外观。④测量工具（图3-2-8）。⑤常用乳房假体的型号表。⑥一面大镜子（图3-2-9）。

求美者既是我们的患者，也是我们的朋友，医生应在手术前和求美者进行良好的沟通。无论你工作有多忙，无论医院的管理模式怎样，你必须有自己和求美者沟通的方式。

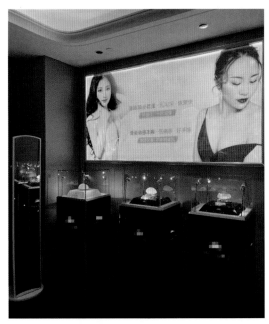

图 3-2-7　高端假体展示柜

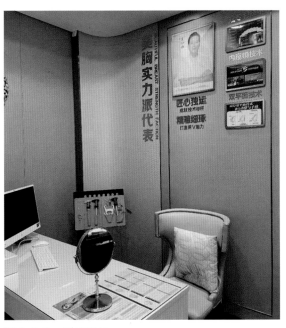

图 3-2-8　测量工具

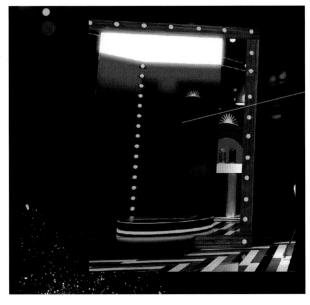

图 3-2-9　可看形态的镜子

胸部测量间，全身镜未使用时，可播放走秀视频，与现场环境融为一体。全身镜使用时，恢复正常镜子功能，测量间内环境让消费者如同置身舞台。

建立手术影像档案

医疗美容机构对手术照片的采集重视程度不一样，有的机构在手术室采集，有的在换药室，有的设置了专门的拍照室，由专人负责。不管采用什么方式采集，拍照者都应重视手术照片的采集，要有一定的专业培训，对拍照的角度、光线、背景都要符合一定的标准。建议所有的手术医生都要懂得手术照片的采集；合格的手术照片可以很好地显示手术前、手术后效果的对比，为以后的学术交流活动提供良好的临床资料。

一、拍照室的设置和要求

1.面积 专用的拍照室的面积应不低于16m²；最好里面设置有更衣室，以方便求美者手术前的衣服准备和贵重物品的保存。另外，应注意窗户的避光，最好配有深色的避光窗帘。

2.设备及要求 ①背景：背景一般采用蓝色调，可用2.0 m×2.0 m蓝色的滤光布当背景（图3-3-1）。②拍照灯：根据室内面积，一般配有2个及以上的辅助灯，以弥补室内光线的不足及避免乳房在背景上出现投影（图3-3-2）。③单反相机：单反相机像素大于2000万一般就能满足手术照片的采集要求了。 常用的品牌有佳能、索尼、尼康等。④手术前设计工具：一套专用的乳房手术术前设计工具（图3-3-3）。⑤房间灯光；房间的壁灯和吊灯一般采用暖色系；吊灯的位置不要在求美者站立位置的正上方，以免拍出来的照片有暗影，影响拍照效果。

图 3-3-1　拍照背景

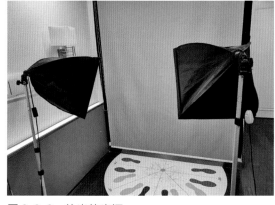

图 3-3-2　补光的光源

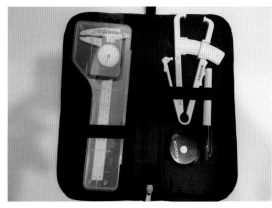

图 3-3-3　测量工具

二、拍照的体位

1.标准体位 求美者站直,双臂自然放松下垂,手腕略后背,目视正前方;不驼背,不耸肩;头发扎紧、不佩戴首饰。

2.常用的拍照体位(可根据地上的站位标识)(图 3-3-4) 正面、右侧 90°、右侧 45°、左侧 90°、左侧 45°(图 3-3-5~ 图 3-3-9)。

3.特殊体位 腋窝照(腋窝入路)(图 3-3-10)、双手垂直上举正面照(图 3-3-11)、双手平举正面照(图 3-3-12)、俯视正面照(图 3-3-13)。

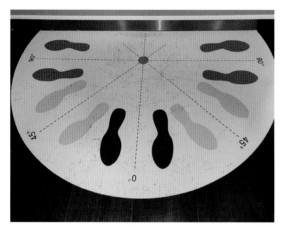

图 3-3-4 站位标识

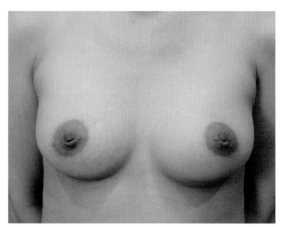

图 3-3-5 正面

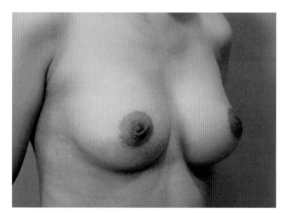

图 3-3-6 右侧 45°

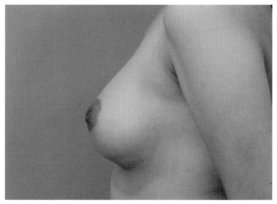

图 3-3-7 左侧 90°

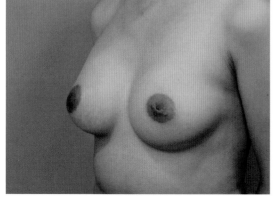

图 3-3-8 左侧 45°

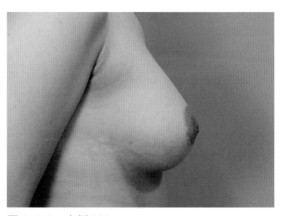

图 3-3-9 右侧 90°

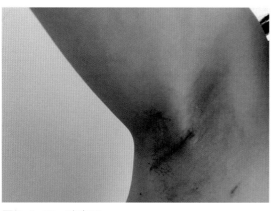

图 3-3-10　腋窝照

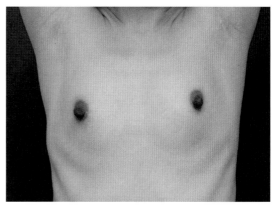

图 3-3-11　双手垂直上举正面照

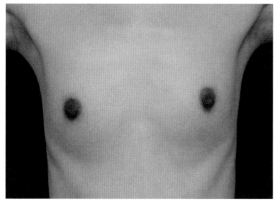

图 3-3-12　双手平举正面照

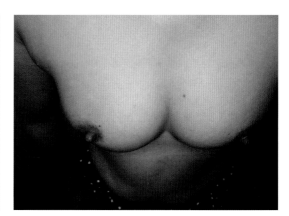

图 3-3-13　俯视正面照

4. 体位要求　锁骨上缘至脐部中心范围。①正位：胸部中轴线位于相机显示屏中线处。②侧 90°：乳头平面位于显示屏中线偏左或偏右 1~1.5 cm 处，过乳房中点矢状线和胸壁垂直，看不到对侧乳头为准。③侧 45°：过乳房中点矢状线和胸壁呈 45°或 135°，乳头侧面视的位置约在胸部中轴线处。

三、经验分享

1. 拍照条件　每次拍照时要相同背景、相同光线、相同体位、相同范围。

2. 采集照片的时间　手术前、手术后拆线、手术后 1 个月、手术后 3 个月、手术后 6 个月、手术后 1 年、手术后 2 年。

3. 专人管理　专人采集照片，专人做好照片的分类管理，照片整理分类后注意备份，比如用移动硬盘、百度网盘等储存。

手术前法律文书的签署

接受美容手术的求美者往往容易受广告和一些互联网上信息的影响，觉得美容外科手术都比较简单，而忽视了本身作为外科手术一部分的美容外科手术同样也有一定的风险。再者，一些民营医美机构，为了让求美者能接受美容手术，可能存在夸大手术效果和隐藏手术风险的现象，手术后求美者的实际效果和期望效果差别较大，就可能出现手术失败和医疗纠纷。笔者观察目前的医美环境，有近八成的医疗纠纷就因为夸大手术效果和隐藏手术风险所导致的，其中以民营机构占多数。这几年，所谓的"渠道"医美机构遍地开花，模式基本都一样，即由营销渠道介绍求美者到该机构来，不管求美者的情况适不适合手术、有没有必要手术，都必须做；求美者有时候连自己做什么手术都不清楚，使用什么材料都不知道；在日常门诊中遇到来做隆乳修复手术的求美者，问其植入的乳房假体情况，都不清楚。因此，非常有必要重视手术前的准备工作，除了手术本身的手术前准备，还要很清楚地向求美者告知和解析所有法律文书里的内容。

一、假体隆乳术知情同意书

手术知情同意书作为法律文书的一个主要组成部分，可能每个医院的内容不尽相同，但目的都是一样，就是必须让我们的求美者了解和理解手术的项目和风险（图3-4-1）。

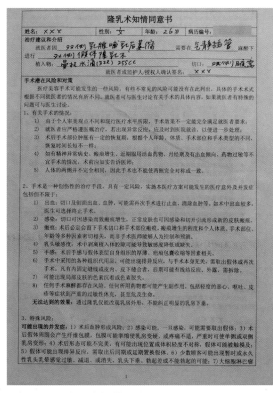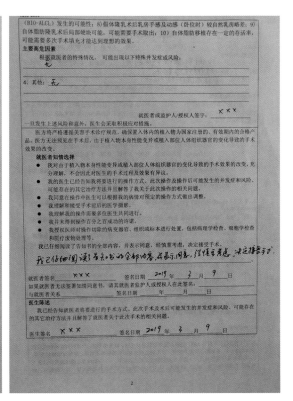

图 3-4-1　隆乳术知情同意书

二、植入性材料治疗知情同意书

植入性材料治疗知情同意书的意义和假体隆乳手术知情同意书类似，目的是表明所植入的乳房假体已获求美者同意（图 3-4-2）。

三、乳房假体植入使用登记表

求美者有时候对手术费用可能比较容易记住，但对其植入的乳房假体品牌、型号、规格往往不清楚，有的机构也只在手术前告知其使用的是进口或是国产的假体而已，更有甚者用便宜的乳房假体充当贵的。

乳房假体植入确认单上除了有求美者的个人信息外，还必须贴上所使用的乳房假体外包装上含有的乳房假体品牌、型号、规格、假体条形码及编号（每个乳房假体的条形码和编号都是唯一性）、生产厂家及代理商等信息。这些内容必须有求美者在清醒状态下的签名，也可让其拍照留存。这样既确保求美者确定使用了自己购买的乳房假体，也可让其知道植入什么样的乳房假体（图 3-4-3）。

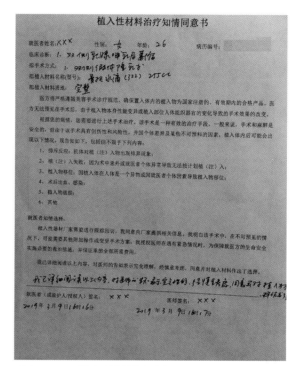

图 3-4-2　植入性材料治疗知情同意书

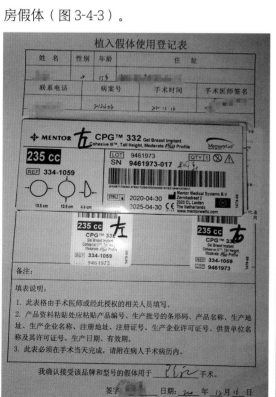
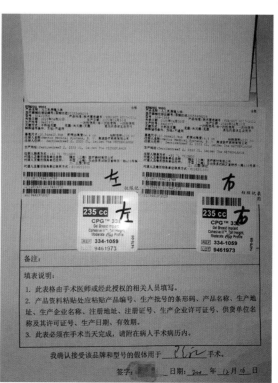

图 3-4-3　植入假体使用登记表

四、假体隆乳术后须知

假体隆乳手术做得再漂亮，如果没有良好的手术后护理，也可能使手术效果大打折扣。手术后求美者可能出现的一些不良情况，如果有提前告知，可以得到及时地处理。

这个手术后须知可以在手术前告知，也可在手术后告知并签字确认，让求美者了解假体隆乳手术后一些恢复的注意事项，避免因不当护理而影响手术效果。常用的假体隆乳手术后须知格式参考如图（图3-4-4）。

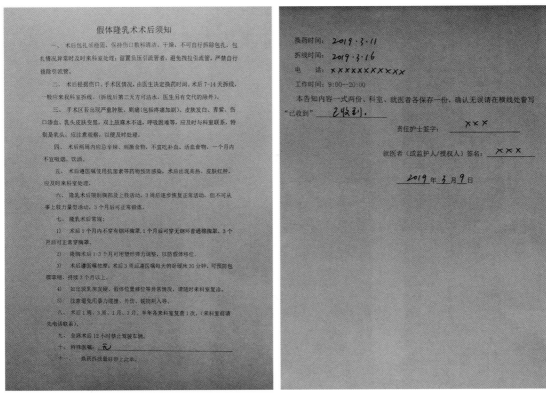

图 3-4-4　假体隆乳术术后须知

术前设计和手术决策

乳房美感的定义

每位求美者的乳房形态千差万别，对手术后效果的要求也不尽相同，因此，每位手术医生必须了解乳房的美学和详尽的手术前设计，才能做出好的效果。

人类对女性乳房美的标准是不断变化的，不同的社会、不同的种族、不同的传统文化、不同的饮食习惯可能有不同的乳房美学标准。但不管对乳房美学的不同判断，有一点是共同的，那就是作为美的体现和美的象征，对称、丰满、匀称的乳房是最美的。

一、乳房与身体的均衡协调关系

1. 与身高的关系　过乳头的上胸围和身高有一定的比例，普通乳房的比例在 0.5~0.55，国人女性乳房的胸围和身高之间的比例如下：①小于 0.5，乳房过小。② 0.5~0.55，普通型乳房。③ 0.55~0.57，丰满型乳房。④大于 0.57，过大型乳房。

2. 与腰围的关系　过乳头上胸围和过脐部腰围之间的比例，胸围：腰围：臀围 =1：（0.72~0.73）：1.1。一般认为，正常女性的臀围较上胸围稍大些，腰围越小越凸显胸部和臀部，女性的曲线更显现。

3. 与肩宽的关系　女性乳房和肩的形态、宽度有一定的关系。同样大小的乳房，肩小的女性，乳房视觉上会比正常的大些；耸肩女性的乳房会比正常的小些，也就是人们常说的耸肩和驼背的女性乳房变小。肩宽与上胸围的比例约 0.4，即肩部的宽较胸围的一半还小一些（图 4-1-1）。

二、乳房的形态和大小

1. 正常乳房的形态　正常的乳房位于第 2~6 肋间，胸骨旁线和腋前线之间，向外上延伸形成乳房尾叶。体现乳房形态的主要有乳房沟（俗称乳沟）、乳房下皱襞、乳房外侧的弧度、乳房的下垂程度、乳头到胸大肌的高度及腋前襞的形态（图 4-1-2）。

2. 乳房形态的分类　圆盘型、半球型、水滴型、下垂型，一般属半球型和水滴型的乳房较美（图 4-1-3、图 4-1-4）。

3. 乳房的大小　测量乳房的大小有很多种方法，早期多用杯子溢水实验测量乳房体积；随着计算机技术的发展，已可以通过三维成像来测量乳房的体积和差异了。

乳房的底盘直径 12~16 cm，位于第 2~6 肋间；乳头的位置在过锁骨中点与乳头的连线偏外侧，第 4 肋间水平或上臂的中点。乳头的直径 0.6~0.8 cm，高 0.3~0.5 cm；乳头间距（N-N）16~19 cm；胸骨柄上缘中点到乳头的距离（SN）与乳头间距呈正三角形（图 4-1-5）。

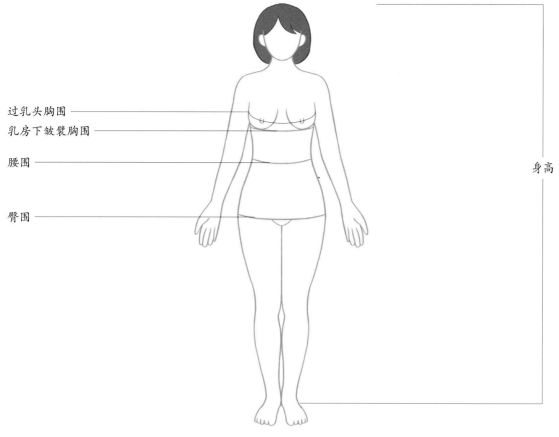

过乳头胸围
乳房下皱襞胸围
腰围
臀围
身高

图 4-1-1　乳房与身高、腰围、肩宽

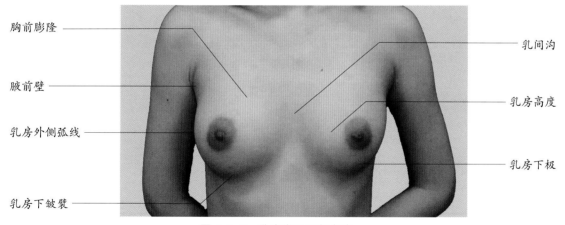

胸前膨隆
腋前壁
乳房外侧弧线
乳房下皱襞

乳间沟
乳房高度
乳房下极

图 4-1-2　乳房常见局部名称

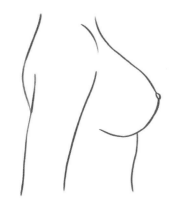

图 4-1-3　圆锥 / 半球型乳房

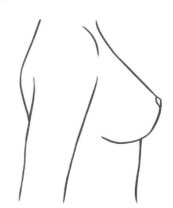

图 4-1-4　水滴型乳房

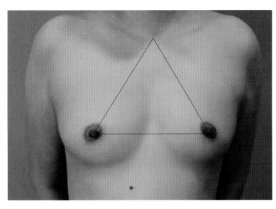

图 4-1-5　正三角形

注意：女性的乳房随着年龄的增长而变化，在完成生育哺乳后，乳腺组织逐渐萎缩，乳房下垂、空瘪或乳腺皮下脂肪增生肥大也下垂，乳腺皮肤的弹性也不同程度变差，因此在行假体隆乳手术时应考虑这些变化。

三、乳房的质感

成熟女性的乳房的美感体现在乳房的质感和量感。质感是指乳房的软硬、轻重、干湿等触觉感受通过视觉感知的体现和表现。年轻女性的乳房质地柔软有弹性、形态挺拔、皮肤润泽白皙，透射出青春与活力；而中年女性在完成生育哺乳后，除乳房形态变化较大外，乳腺的质感、皮肤的弹性和色泽也有比较明显的改变。

天然乳房的手感有三种情况：第一种，非常柔软，触之下陷，松开后慢慢恢复原状（奥美定注射后的胸部按压后凹陷久久不能复原，容易误以为真胸）。第二种，柔软而且富有弹性，触之下陷，手放开后立刻反弹，极具青春活力。第三种，弹性和柔软度都不好，硬邦邦而且不容易下陷。

之所以手感不同，是由于乳房的组成成分比例不同所致，下面就是不同比例类型的乳房：a 型，指的是脂肪型的乳房，这种乳房内几乎都是脂肪组织。b 型，乳腺组织内有散在的纤维腺体。c 型，乳腺组织呈密度不均匀增高，很有可能遮蔽小肿块。d 型，致密型乳房，也就是乳腺组织非常致密。

现在的硅凝胶乳房假体的手感普遍柔软而有弹性，已经非常接近天然乳房的手感。

四、完美的乳房

尽管不同国籍的乳房外科医生对乳房的审美有一定的差异，但对称、丰满、匀称的乳房是最美的，这点是共识。

对乳房的外形美前面已有叙述。乳晕的直径 3.5~4.0 cm 为美，大于 5 cm 则为大，乳晕小结节未见或不明显；乳晕颜色淡；乳头直径应为乳晕的 1/3，高度在 1 cm 左右。

侧面观：完美的乳房上极坡度为直线或略凸出，下极为近似 1/4 半圆的凸面。乳头位于乳房最凸出平面，以乳头平面为界的乳房上下极高度比为 45 ∶ 55，乳头微微上翘 20°（图 4-1-6）。

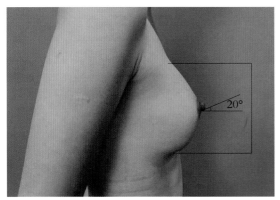

图 4-1-6　侧面完美的乳房

五、总结

　　体现乳房美学的主要参数包括乳房下皱襞位置、乳房高度、凸度、宽度、外侧弧线和锁骨下组织，其中，乳房下皱襞很重要，它不随乳房的下垂而变化，是一个稳定的结构，是体现乳房美的重要保证，在乳房整形中具有重要的指导地位。

术前乳房的测量

一、一般情况

　　求美者的年龄、既往病史、手术史、发育情况、体脂分布、BMI、脊柱有否侧弯、肋骨有否畸形、缺失、胸骨是否畸形（鸡胸、漏斗胸）；乳房皮肤情况、乳头有否溢乳、乳房下垂程度、乳房是否对称、乳房结节、乳房是否相连（接吻乳房）（图 4-2-1~ 图 4-2-4）。

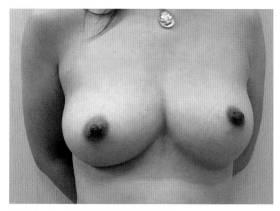

图 4-2-1　轻度连体乳房正面照

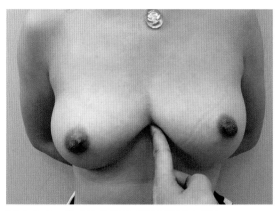

图 4-2-2　轻度连体乳房指压试验正面照

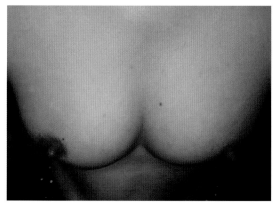

图 4-2-3　轻度连体乳房俯视照

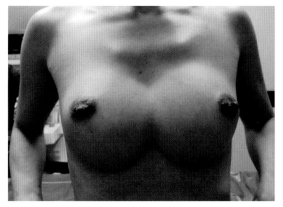

图 4-2-4　重度连体乳房正面照

二、测量

　　1. 一般测量　肩宽、过乳头上胸围、过下皱襞的下胸围、过脐部的腰围、过坐骨结节的臀围。

　　2. 乳房的测量　测量皮尺的力度适中，不宜过紧和过松，所有的测量结果精确到 0.5 cm 左右（图 4-2-5）。

（1）胸骨上缘中点到乳头中央（SN）：是选择乳房假体高度的参考依据。

（2）锁骨中点到乳头中央（CN）：判断乳房松弛、下垂情况。

（3）乳头中点到正中线（N-M）：判断乳头位置。

（4）乳头中点到乳头中点（N-N）：判断乳头位置。

（5）乳头下缘到乳房下皱襞（N-IMF）：帮助判断手术后新的下皱襞位置。

（6）乳房宽度（BW）：选择乳房假体大小时最重要的测量数据。

（7）腋前线到正中线：判断胸廓比例。

（8）乳房上极指捏皮下组织厚度（STPTUP）：锁骨中点和乳头中点连线下1/4和下2/4的交点（这点和其他专家的标记不一样）。

（9）乳房下皱襞皮下组织厚度（STPTIMF）：决定双平面的高度。

（10）乳房皮肤向前拉伸度（ASPP）：检查皮肤松弛情况。

（11）危险区范围（No Touch Zone）：尽可能避免手术中碰到重要血管。

注意：手术前医生必须彻底告知求美者：①假体隆乳手术不能改变乳房在躯干的位置。②乳头、乳晕位置和乳房下皱襞水平不管在手术前还是在手术后，都不是绝对对称的。③不管用什么方法，两侧乳房大小差异的，手术后可能还存在大小的差异。④乳房假体不是越大越好，过大的乳房假体植入后，手术后并发症的可能也会相应地增加。

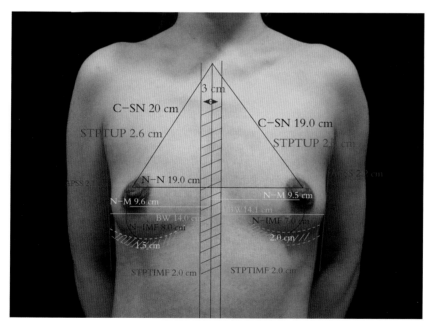

图 4-2-5 乳房的标准设计标记

手术计划

一、手术决策

测量完求美者的乳房数据，根据其合理要求，手术医生准备实施假体隆乳术，此时必须在 5 个关键部分做出决策：①最近的组织覆盖或假体腔隙的位置。②假体的体积。③假体的类型、形状、大小。④由假体宽度所决定的乳房下皱襞的最佳位置。⑤切口的位置。

二、假体的选择

假体的选择是根据求美者的合理要求、医生的技术水平和手术习惯、医院库存假体的型号和求美者自身的条件来选择的。圆型假体和水滴型假体植入后最明显的区别是圆型假体更显乳房的体积大，而水滴型假体手术后的效果相对较自然些。自身的乳房基础如何，一般从下面这三点来考虑。

1. 现有乳房组织的充盈度 就是乳房的罩杯大小、组织的分布情况。这可以用来考虑乳房假体的形态、大小和突度。

2. 乳房基底的宽度

（1）乳房基底宽度就是整个乳房的底盘的直径。

（2）乳房内侧缘和外侧缘的夹捏厚度。根据上面的数据来选择乳房假体的宽度，假体宽度 = 乳房基底宽度 -（1/2 内侧缘 +1/2 外侧缘）。

3. 乳房皮肤向前拉伸程度 就是乳房皮肤的弹性和松弛程度。这个可以用来选择乳房假体的大小和凸度。

测量完成后，会根据这些数值综合来推荐一个适合的乳房假体。当然还有假体的品牌选择，这就要看求美者自己的喜好和经济条件，以及这个品牌假体是否有满足你需要的假体型号。但不管怎样，最后选择的假体都不要超出自身所能承受的限度。

4. 临床经验分享

（1）没有或仅有少量乳腺组织：这类求美者多是先天发育不良的小乳症和哺乳后萎缩明显者。由于放置胸大肌后的假体表面覆盖组织较少，皮肤较紧，所以多选择中凸型的水滴型乳房假体；水滴型假体置入后，撑起来的组织对假体的压迫的力量较为分散，这样手术后的手感会更好；手术后求美者的满意度较高。

（2）有一定厚度的乳腺组织、皮下脂肪、皮肤不松垂的：这类求美者自身条件比较好，可以选择圆型假体，也可以选择中等凸度的水滴型乳房假体。对于皮肤下垂的也可以适当选择高凸度乳房假体。身材较高挑者选择的假体可以略大些，这样手术后从视觉上会觉得身体比例更和谐。

（3）身材较矮胖的：这类求美者往往自身乳房基底较宽，可以选择比正常的稍小一点的水滴型乳房假体。

（4）双侧乳房大小差别较明显的：可以选择不同体积、不同凸度的乳房假体。但必须清楚，无论如何调整，手术后仍无法调整到一模一样的效果，手术后乳房手感在站立和平躺时可能会有所差别。

（5）胸壁畸形的：①胸壁外凸明显的，也就是常说的鸡胸，选择的假体凸度小一点的、底盘宽度大点的假体更合适。②胸壁凹陷明显的，也就是船型胸，选择凸度大的假体更适宜。

手术实例

（一）案例一

1. 基本情况 求美者以"哺乳后双侧乳房萎缩"为主诉要求行"假体隆乳术"；身高（H）168 cm、体重（W）51kg，脊柱无侧弯，轻度驼背，胸壁轻度凹陷，上胸围 78 cm，下胸围 70 cm，CN 左侧 18 cm、右侧 18.5 cm，N-N 15.5 cm，N-IMF 左侧 6.0 cm、右侧 6.5 cm，STPTUP 左侧 2.5 cm、右侧 2.6 cm，STPTIMF 2.0 cm，ASPP 2.2 cm，BW 12 cm，根据自身要求给予曼托圆型 250cc HP，术后效果满意（图 4-4-1~ 图 4-4-10）。

手术前

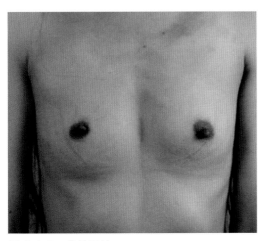

图 4-4-1　术前正位

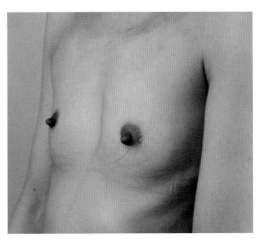

图 4-4-2　术前左侧 45°

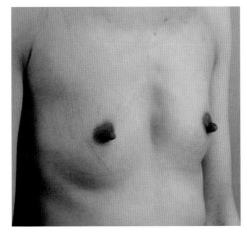

图 4-4-3　术前右侧 45°

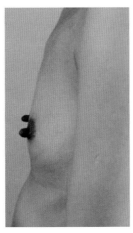

图 4-4-4　术前左侧 90°

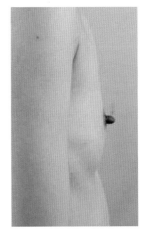

图 4-4-5　术前右侧 90°

手术后

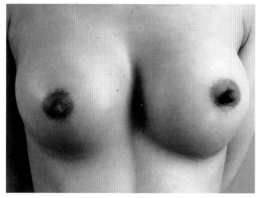

图 4-4-6 术后 1 年正位

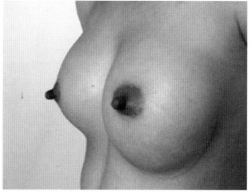

图 4-4-7 术后 1 年左侧 45°

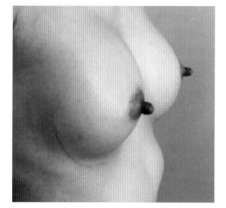

图 4-4-8 术后 1 年右侧 45°

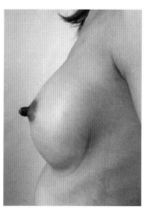

图 4-4-9 术后 1 年左侧 90°

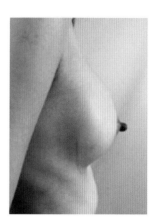

图 4-4-10 术后 1 年右侧 90°

2. 分析

（1）求美者体型属于瘦高体型，轻度驼背，胸骨轻度凹陷，呈"舟状胸"。

（2）上下胸围差小于 10 cm，属 A 罩杯；BW 12 cm，所选乳房假体宽应小于 11 cm（BW-1 cm），ASPP 2.2 cm，说明乳房的组织松弛度中等；根据 N: IMF=1/2（W+P+STIMF），可以大致得出新的下皱襞在 8.5 cm 位置。手术后求美者的胸部畸形可以得到一定程度的改善，手感也较柔软。

（二）案例二

1. 基本情况 求美者以"先天性乳房发育不良"为主诉要求行"假体隆乳术"；H 156 cm、W 43 kg，脊柱无侧弯，胸骨无畸形；上胸围 68 cm，下胸围 62 cm，CN 左侧 16.1 cm、右侧 16.5 cm，N-N 15.5 cm，N-IMF 左侧 4.6 cm、右侧 4.2 cm，STPTUP 左侧 1.8 cm、右侧 1.7 cm，STPTIMF 1.1 cm，ASPP 1.7 cm，BW 11.5 cm，根据自身要求给予曼托（332 系列）水滴型 235 cc，手术后效果满意（图 4-4-11~ 图 4-4-16）。

2. 分析

（1）求美者体型属于瘦小体型，对手术后效果要求自然。

（2）上下胸围差为 6 cm，属 A- 罩杯；BW 11.5 cm，所选乳房假体宽应不超过

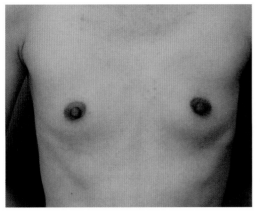

图 4-4-11　术前正位

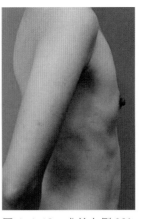

图 4-4-12　术前右侧 90°

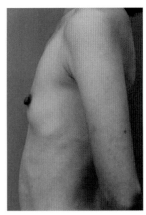

图 4-4-13　术前左侧 90°

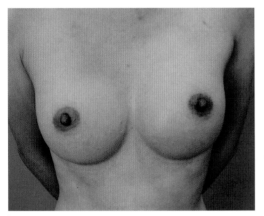

图 4-4-14　术后半年正位

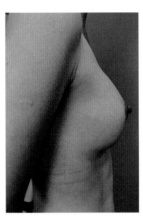

图 4-4-15　术后半年右侧 90°

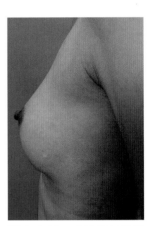

图 4-4-16　术后半年左侧 90°

10.5 cm（BW-1 cm），ASPP 1.7 cm，说明乳房的皮肤较紧；根据 N：IMF=1/2（W+P+STIMF），可以大致得出新下皱襞在 8.0 cm 位置。手术后可以达到 B++ 罩杯，手感也比较柔软。

（三）案例三

1. 基本情况　求美者以"哺乳后双侧乳房萎缩"为主诉要求行"假体隆乳术"；自幼右侧乳房烫伤，遗留浅表皮肤瘢痕，双侧乳房均能正常哺乳；H 158 cm、W 54 kg，脊柱无侧弯，上胸围 77 cm，下胸围 70 cm；CN 左侧 18.9 cm、右侧 18.5 cm；N-N 18.5 cm；N-IMF 左侧 7.0 cm、右侧 7.5 cm；STPTUP 左侧 2.8 cm、右侧 2.7 cm；STPTIMF 2.2 cm；乳头轻度内陷，ASPP 3.1 cm；BW 左 14.1 cm、右 14.5 cm；根据自身要求给予曼托水滴型 280 cc，手术后效果满意（图 4-4-17~ 图 4-4-26）。

2. 分析

（1）求美者形体匀称，右侧乳房自幼烫伤后遗留浅表性瘢痕，双侧乳房均可哺乳，说明只是单纯皮肤的浅表烫伤。

（2）求美者要求更大的罩杯，因此腋窝入路内窥镜辅助下行 I 型双平面技术，植入曼托水滴型 280 cc；手术后求美者的乳房形态满意，手感柔软。

手术前

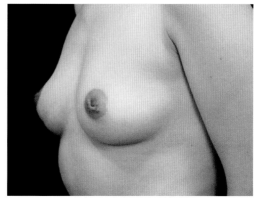

图 4-4-17　术前正位　　　　　　　　　　图 4-4-18　术前右侧 45°

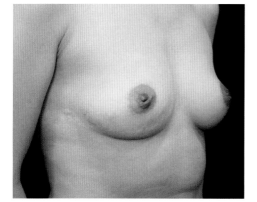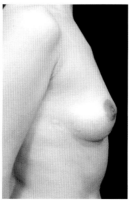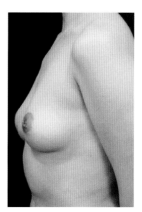

图 4-4-19　术前左侧 45°　　　　　图 4-4-20　术前右侧 90°　图 4-4-21　术前左侧 90°

手术后

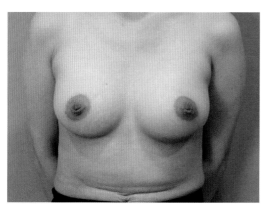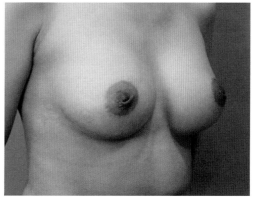

图 4-4-22　术后半年正位　　　　　　　图 4-4-23　术后半年右侧 45°

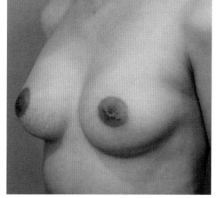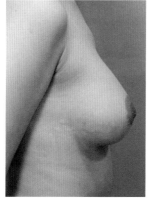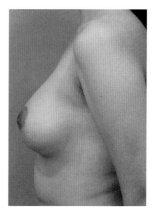

图 4-4-24　术后半年左侧 45°　　　　图 4-4-25　术后半年右侧　图 4-4-26　术后半年左侧
　　　　　　　　　　　　　　　　　　　　　　　　　　90°　　　　　　　　90°

第五章

麻醉和术后镇痛

麻醉

一、现状

接受假体隆乳术的求美者相对比较健康，基础疾病少，麻醉管理相对稳定，相对于其他整形修复手术的麻醉时间更短，每个机构可以根据本院的麻醉设备和麻醉医生能力而选择适合的方法。

在国内，所有的整形美容机构中，80％以上为民营企业，其中90％以上为中小型机构。由于考虑经营成本的限制和管理者专业水平的限制，广大中小机构可能对麻醉科的设备、人员配备、药品管理不是很重视，甚至其本身没有配备专职的麻醉医生，需要麻醉的手术才临时从外院找医生，这给临床埋下了重大的医疗安全隐患。

目前假体隆乳术属整形美容外科Ⅱ级手术，可开展该项目的机构权限最低为"有设置麻醉科的医疗美容门诊部或整形外科门诊部"，美容诊所不能开展该项目，手术医师的最低职称为主治医师。

二、方法

假体隆乳术的手术时间不长，熟练的医生可在半小时内完全完成该手术，一般1~2小时即可完成手术；手术医生根据习惯不同或多或少都会局部使用肿胀麻醉，因此，手术医生和麻醉医生在手术和麻醉中相互配合，可大大缩短手术时间和减少麻醉用药，但不管如何，"安全""无痛"是假体隆乳术麻醉的第一原则。

根据手术需要，麻醉的方法大致如下。

（一）插管麻醉

1. 气管导管插管全身麻醉　一般公立大型医院用得较多。适合手术时间预计较长、有特殊体位的手术。在麻醉诱导后行气管内插管，插管后使用肌松药、阿片类药物和吸入麻醉气体维持麻醉等，求美者的呼吸由机器代替，直至手术完毕拔管。

这种方法优点是安全、无痛、呼吸道安全易管理；缺点是手术后患者气管内反应较重，可能会出现因拔管而引起喉部不适、声嘶、气管分泌物较多等。

2. 喉罩插管全身麻醉　一般认为手术时间在2~3小时内的非面部手术等全麻使用喉罩是较为合适的方法。喉罩置入时不需要使用喉镜支持，由于喉罩管不在气管内，对气管无刺激，手术后喉部反应小，再者对呼吸道也较好管理。

缺点是对麻醉医生的要求较高，喉罩的特殊构造使得在置管时，声门开口处和喉罩的贴合须完全，否则容易发生漏气，影响麻醉安全。置管和手术中麻醉维持同气管导管插管全麻步骤相同，但手术中肌松药可以相对减少用量。

（1）麻醉喉罩产品的适应范围及优点：①适用于需要进行全麻手术的人工通气；②替代面罩（FM）和口咽通气道（OA）；③通气效果好，低氧血症发生率低，容易固定，方便麻醉医生的操作；④用于辅助和控制呼吸更方便；⑤允许在短时间内使用较多的麻醉药，能提供更好的手术条件；⑥替代气管导管（ETT）；⑦通过喉罩可施行纤维支气管镜激光声带手术、气管或支气管内小肿瘤手术，插入喉罩有利于病人通气；⑧在使用喉罩下施行心肺复苏，病人可获得洪亮的通气效果等，眼部手术时使用麻醉喉罩可使眼压升高幅度小，手术后较少咳呛。

（2）麻醉喉罩产品的特点：①与气管内插管相比较，喉罩刺激小，呼吸道机械性梗阻少，病人更易于接受。②插入和拔出时心血管系统反应较小。③手术后较少发生咽喉痛。④无需使用喉镜及肌松剂便可置入。⑤操作简单，易学，初学者经数次训练便可掌握。⑥喉罩可用于病人自然体位，无需任何辅助手段，即可快速将管插入病人气道内。

（3）麻醉喉罩产品的禁忌证：①饱食者腹内压过高，有呕吐反流误吸的危险，习惯性呕吐反流史病人也不宜用。②咽喉部存在感染或其他病理改变的病人。③必须保持持续正压通气的手术。通气压力需大于 25 cmH$_2$O 的慢性呼吸道疾病病人。④呼吸道出血的病人。⑤扁桃体异常肿大的病人。⑥有潜在呼吸道梗阻的病人，如气管受压、气管软化及咽喉部肿瘤、脓肿、血肿等。⑦其他情况。

（4）注意事项、警示及提示性说明：①确保产品必须在产品标注的失效年月前使用，过期禁用。②检查单包装是否破损，单包装破损的则禁止使用。③产品只限一次性使用，打开包装立即使用，用后销毁。④使用前需检查气囊充气情况，观察气囊是否漏气，气囊充气是否完整。

（5）使用过程：打开包装时沿撕口撕开，取出产品，采用无菌操作。检查气囊充气是否完整，是否漏气，气囊表面是否光洁，有无毛刺，充气阀是否漏气，而后按照麻醉操作规程进行操作，与麻醉呼吸回路连接。

（二）静脉麻醉辅助 + 局部麻醉

该方法在中小机构使用较广泛。由于中小机构的麻醉设备和麻醉医生配备不全，管理者也不是很重视，认为这种方法较简单，其实不然。这种方法主要还是以局部麻醉（肿胀麻醉）为主，静脉麻醉是辅助。如果局麻效果不完善，往往需要不断从静脉加深麻醉深度，这样极容易造成严重的呼吸抑制，影响求美者的生命安全。再者，剥离胸大肌后层次的时候，往往这种方法无法满足手术操作的要求，求美者可能会出现因镇痛不足而四肢扭动，使手术区消毒部位污染，增加术后感染的机会，还有就是容易出现手术区出血、腔隙剥离不全等。

局部麻醉药（肿胀液）的配置一般为 0.9% 注射用生理盐水 500 ml、2% 利多卡因 20 ml、0.75% 罗哌卡因 10 ml、肾上腺素 0.5 ml，局麻药注射后 15 分钟再开始手术。

该方法的优点是手术后麻醉效果可维持 3~4 个小时，但由于使用大量的静脉药物，求美者在手术后容易发生意识恢复慢、呼吸抑制、呕吐等反应，因此，手术后必须加强生命体征监测，防止呼吸道抑制或呕吐物堵塞气道造成意外。

（三）静脉麻醉辅助＋肋间神经阻滞

乳房手术区域的神经支配主要是肋间神经 $T_2 \sim T_7$，通过阻滞 $T_2 \sim T_7$ 肋间神经也可以达到手术止痛的效果。

1. 方法　静脉麻醉后沿腋中线于肋骨上缘肋间神经走行处注射局麻药每点 1 ml（1% 利多卡因 +0.25% 罗哌卡因 +1：10 万肾上腺素）。

2. 优点　求美者手术后即可下床活动，手术后有一点的镇痛效果。但对麻醉医生技术要求很高，操作时要避免刺入胸腔造成气胸；个别人可能神经阻滞扩散到膈肌，影响膈肌活动造成呼吸抑制而不得不改插管全麻；另外阻滞效果有时不确切，止痛效果难以满足手术要求而改全麻。

（四）高位连续硬膜外腔神经阻滞

高位连续硬膜外腔神经阻滞在 2010 年前用得较多，目前在普通的医疗美容机构使用较少。高位硬膜外腔穿刺，风险较高，技术要求高。有文献报道过硬膜外腔穿刺损伤脊神经、硬膜外腔出血引起截瘫，硬膜外腔感染、麻醉平面过高致心跳、呼吸停止等严重并发症。

该方法的优点是麻醉效果相对确切，有一定的肌肉松弛作用，手术后还可以使用硬膜外连续镇痛（PCEA）；缺点是麻醉风险较高，对医疗机构和麻醉医生的技术要求较高。

（五）局部麻醉

局部麻醉在早期的小医美机构用得多，如果乳房假体放置在乳腺后，尚可勉强完成手术，但如果是胸大肌后层次，是无法满足手术要求的。从"安全""无痛"的原则出发，应避免局麻下完成隆乳手术。

以上几种麻醉方法是目前假体隆乳手术常用的方法，笔者觉得较安全的方法还是插管全身麻醉，同时，也希望广大的医美机构和手术医生对麻醉的安全性要有足够的重视，确保求美者的安全。

术后镇痛

接受假体隆乳术的求美者多是身体健康的女性，本身就相对比较怕疼。因此，手术后给予必要的镇痛也是非常重要的。临床上常用的术后镇痛方法大致如下。

一、静脉途径（PCIA）

由静脉通道用软式留置针接定容自给式止痛泵，药物组成有阿片类药物和防止恶心、呕吐的药物；常用的是舒芬太尼 100 μg + 格拉司琼 60 mg + 纳布啡 6 mg，0.9% 生理盐水加至 100 ml。镇痛期间，注意心电图等生命征监测，一般可以有效止痛 48 小时，如果有需要，仍可加药维持。

二、硬膜外腔隙（PCEA）

该方法是硬膜外神经阻滞手术后由放置于硬膜外腔的导管接上定容自给式止痛泵。药物配方有 0.75% 罗哌卡因 15 ml、0.9% 生理盐水加至 100 ml。镇痛期间需注意留置的硬膜外导管脱落，预防穿刺部位受污染。

三、口服非甾体类药物

口服非甾体类药物只能作为手术后镇痛的辅助用药或轻度疼痛的止痛。该方法止痛效果一般。常用的药物有布洛芬等。

四、肛塞给药

对无法通过口服途径给药或无消化性溃疡病史的求美者，可用此方法。常用药物有消炎痛栓，该药止痛效果和非甾体类药物差不多。

五、手术腔隙给药

通过引流管或腔隙内置管，直接把长效局麻药（0.75% 罗哌卡因 +1∶10 万肾上腺素）注入手术腔隙，可以达到 4~6 小时的镇痛效果。但必须严格无菌操作，防止逆行性感染。

整形美容手术多是较表浅的手术，假体隆乳手术算是疼痛较明显的手术，特别是盲视下胸大肌后操作，胸大肌的钝性剥离损伤、乳房假体对局部组织的压迫、手术后的包扎过紧，都可能导致手术后明显的疼痛。求美者如果术后疼痛明显，其周围朋友可能会受其影响，不敢接受隆乳手术。但有的机构由于没有专职的麻醉医生，甚至连麻醉药品都没有，手术后只是给口服非甾体类药物；更有甚者叫求美者忍一忍，这是对求美者的不负责任，也增加手术后并发症的发生。因此，手术后应该有良好的镇痛方法，希望广大机构和医生引起足够的重视。

近来国内有机构推出"极速丰胸"，广告上宣传"几分钟内完成手术，不拆线，零出血，做完不痛，可以马上出去逛街"。如果没有良好的麻醉维持手术中和手术后的镇痛，即使假体放置乳腺后也不可能有这样的效果，希望广大从事乳房整形的医师不要盲目地跟风，真正把求美者的安全放在首位。假体隆乳手术是整形外科手术的一部分，笔者也呼吁广大整形外科医师不要把这个手术过度商业化，更不要做有悖于医德的操作。

第六章

假体隆乳术

术式选择

假体隆乳手术在我国已开展 30 余年，自 2005 年，SFDA 禁止注射式隆乳材料——奥美定的应用，使用硅凝胶假体隆乳在我国大踏步地发展，好多机构把这个项目当成主要的业绩增长点。

随着和国外整形医师的交流日渐频繁，我国整形医生对假体隆乳手术的径路也逐渐形成自己独特的理论和经验。根据随机调查统计结果，发现国内从腋窝入路的术式占了 80% 以上，乳晕入路占 17% 左右，而下皱襞入路还不到 3%。这和欧美地区做的调查结果完全不一样。欧美国家下皱襞入路占 90% 以上，乳晕入路 10% 左右，而腋窝入路还不到 1%，基本不开展。因为白种人的皮肤不容易长瘢痕，而且求美者对体积大较在意，而黄种人胸部皮肤较容易形成明显的瘢痕，特别是国人，受传统文化的影响，对手术后乳房的手感较在意，因此，东西方求美者对手术入路的要求存在较大的差异。

隆乳材料不断改进，隆乳的器械也不断在创新。近 10 年来，在内窥镜系统辅助下隆乳手术日渐成熟。国内几家大的公立医院，比如中国医学科学院北京协和医学院整形外科医院（八大处整形医院）、上海交通大学医学院附属第九人民医院、上海长征医院等机构已开展很久，也做了很多案例；近几年来国内的一部分民营机构也慢慢在开展，但量相对较少；真正全程内窥镜下操作的就更少了。一部分医生只是在盲视下操作后用内窥镜来检查出血情况而已；更有甚者少数医生在盲视下剥离后，再用长的电刀盲视下离断胸大肌，形成所谓的"双平面"，殊不知，肌肉内走行许多血管，是非常容易出血的，一旦出血，很难在腋窝入路盲视下精准止血。笔者也做了不少全程内窥镜下操作的案例，在不断摸索进步中。要达到熟练操作内窥镜下隆乳，需要手术医生眼、手灵活配合，不仅要有过硬的外科基础，还要有大量案例经验的积累才能做好每一例手术，这也限制了很多医生用内窥镜来开展手术。虽然不管在学术会议上还是在杂志上交流，内窥镜辅助下的假体隆乳手术一直都是热点，但临床中，绝大多数的手术医生还是以盲视下操作为主。内窥镜下操作留在下面章节中专门介绍。

假体隆乳手术常见的手术入路：腋窝入路、乳晕入路、下皱襞入路（图 6-0-1）。植入层次：乳腺后、胸大肌下、胸大肌筋膜下、双平面（图 6-0-2~ 图 6-0-5）。

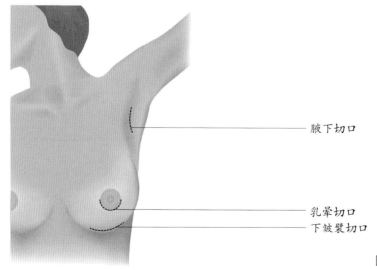

　　　　　　　　　　　　　　　腋下切口

　　　　　　　　　　　　　　　乳晕切口
　　　　　　　　　　　　　　　下皱襞切口

图 6-0-1　假体隆乳术入路

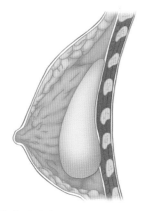

图 6-0-2　乳腺后层次

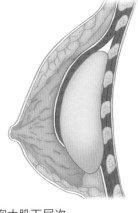

图 6-0-3　胸大肌下层次

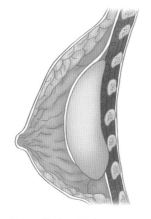

图 6-0-4　胸大肌筋膜下层次

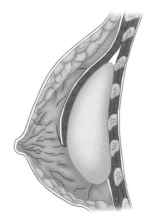

图 6-0-5　双平面层次

腋窝入路

国内医生大多数比较喜欢从腋窝入路行假体隆乳手术，根据放置的层次分胸大肌下和乳腺后。

一、腋窝入路胸大肌下假体隆乳术

该方法适合于乳腺组织较少，胸部组织覆盖薄的求美者。这是使假体的上部位于胸大肌下，下部则位于胸大肌腱膜下或乳房后间隙的一种方法。这种方法由于在盲视下操作，胸大肌连续性没有完全破坏，因此，手臂的过早活动可能会使假体上移或旋转（图 6-1-1），但假体包膜的挛缩率相比之下可能会更低。胸大肌和胸小肌之间有疏松组织层，假体的腔隙很容易剥离，乳头、乳晕的血供可以得到保障。当然，在剥离乳房下端胸大肌止点时，如果过度剥离，可能造成双泡畸形（图 6-1-2、图 6-1-3）。

1. 术前测量、假体选择 见前面章节叙述。

2. 术前标记剥离范围（图 6-1-4、图 6-1-5）

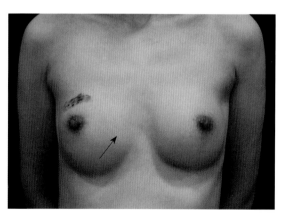

图 6-1-1 乳房假体向内下旋转

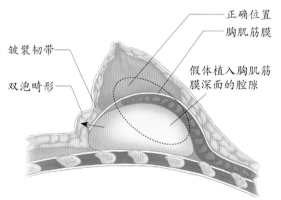

图 6-1-2 双泡畸形

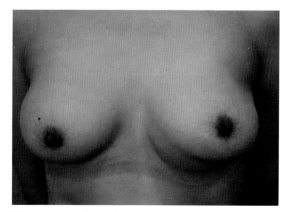

图 6-1-3 双泡畸形

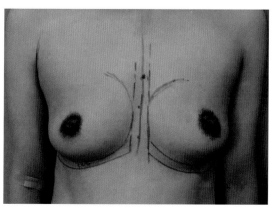

图 6-1-4 简单标记

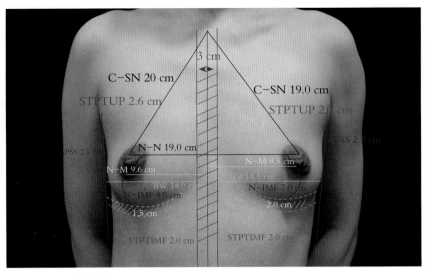

图 6-1-5　规范化标记

（1）求美者取站立位，双手自然下垂，双臂紧贴侧胸壁。

（2）在侧胸壁的外侧沿上臂紧贴的侧胸壁皮肤画线，这条线就是腋前线，也是放置乳房假体所需腔隙外侧的剥离范围。

（3）标志胸壁正中线：胸骨上缘中点和剑突下缘中点的连线，在这条线左右各 1.5 cm 处画 2 条平行线，这 2 条平行线的外侧即是乳房假体所需腔隙内侧的剥离范围。

（4）沿着原下皱襞画出原下皱襞的位置，再在原下皱襞下 1~2 cm 处画出略平行于原下皱襞弧线，一般是根据 IMF 的长度，如果 IMF 大于 6 cm，则新下皱襞离原下皱襞 1 cm；如果小于 6 cm，则新下皱襞离原下皱襞约 2 cm。如果双侧乳房下皱襞有一定的差别小于 1 cm，则下皱襞低的那侧，在画新下皱襞时，两条线距离稍短些，画出的新下皱襞线高度接近。这样手术后乳房的外形才不会高低差别明显。新下皱襞是乳房假体所需腔隙的最下端。

（5）切口的标记：国内女性比较在意手术后痕迹是否明显，因此，在设计切口位置时应尽量在腋窝皮肤的自然皱褶上，不超过或少超出腋部毛发的范围，一般长 3~4 cm，没必要去追求小切口而使假体受压变形（图 6-1-6）。初学者可以把切口选择在离腋前线最近的皮肤皱褶线上。

3. 手术过程

（1）麻醉后常规消毒铺巾，沿腋窝标记线切口皮肤到皮下，用 1# 丝线切口两端各缝合 1 针，以防塞假体时撕裂切口皮肤（图 6-1-7）；沿皮下剥离至胸大肌外侧缘，使形成的皮肤下腔隙外窄内宽，

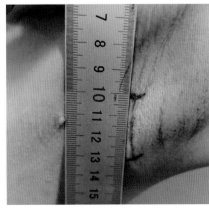

图 6-1-6　切口位置及适当的长度

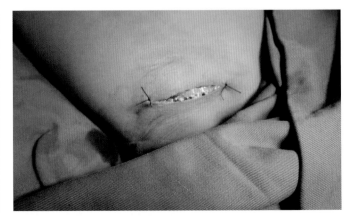

图 6-1-7　腋窝切口两端缝线保护

呈喇叭形，打开胸大肌筋膜，于胸大肌和胸小肌之间进入，可感觉这个层次很疏松。用笔者发明的特制专利 U 形剥离子于胸小肌上直到乳房 5 点处靠标准线外缘（图 6-1-8），逆时针弧形沿内侧标记线钝性剥离（图 6-1-9）；再于 5 点处顺时针剥离至外侧标记线，7、8 点处由于有前锯肌和腹直肌的腱膜组织融合，此处较难剥离，可以让剥离子的剥离面斜 30°钝性剥离（图 6-1-10），一般都可以剥开融合处腱膜组织。

（2）于切口处置入笔者发明的专利拉钩（图 6-1-11），腔隙内冰肾上腺素盐水（4℃生理盐水 500 ml 加 1 ml 肾上腺素）冲洗，再用冰肾上腺素盐水纱布填塞。同法操作对侧。

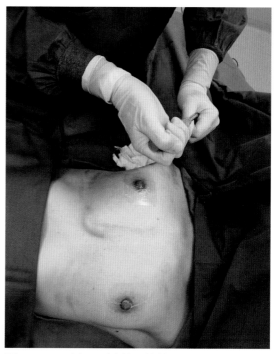

图 6-1-8　剥离子剥离的开始位置

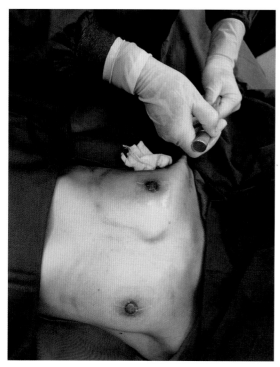

图 6-1-9　剥离子沿胸骨旁外侧剥离

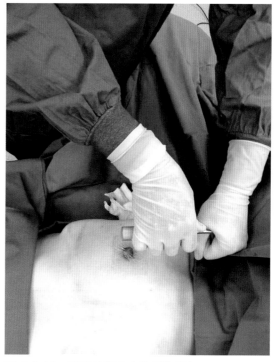

图 6-1-10　剥离外侧 7 点位置的组织

（3）更换手套，取出填塞之纱布，植入乳房假体。调整假体位置，注意乳头同水平、双侧乳房间距离、假体间距离和假体植入后新下皱襞的弧形是否连续，必要时可以半坐位观察双侧乳房形态位置。

（4）放置负压引流管（十字管，不怕堵塞、折弯），分层缝合切口（图 6-1-12、图 6-1-13）。

（5）手术毕求美者可以坐立位，判断坐立位时两侧乳房的形态是否大致一样，弹力绷带加压包扎，安返病房观察（图 6-1-14）。

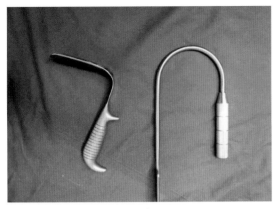

图 6-1-11　专利拉钩、剥离子

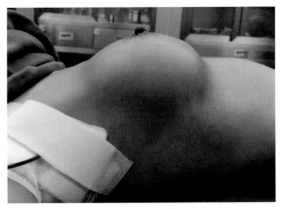

图 6-1-12　术后放置引流

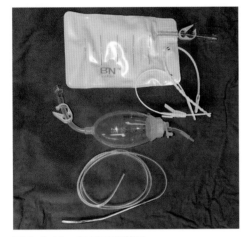

图 6-1-13　负压引流装置

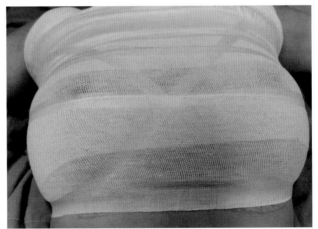

图 6-1-14　术后包扎固定，重点是腋窝及乳房上极通道

4. 手术后处理

（1）手术后常规消炎、止血 3 天。

（2）放置 PCIA 止痛。

（3）手术后隔天打开包扎观察伤口、乳房形态，如果乳腺形态高度不一，可以视情况于乳房下皱襞压迫调整。

（4）每侧引流量少于 20 ml 时，可以考虑拔除引流管。

（5）手术后 7 天拆线；拆线后用专用裹胸固定假体 1 个月。

（6）手术后 1 个月开始趴硬床，持续 2~3 个月。

（7）手术后随访时间为手术后 1 个月、3 个月、6 个月、12 个月、24 个月。

5. 个人经验分享

（1）术前设计和沟通很重要，要充分了解求美者的要求。

（2）假体的选择应尽可能符合求美者的合理要求，不要刻意去追求大罩杯而选用大容积乳房假体。

（3）手术前应降低求美者对效果的期望值。

（4）腋区剥离腔隙时不可进入腋脂肪垫，以避免损伤腋窝深层血管、神经。

（5）进入胸大肌后间隙应沿经过锁骨中线和乳头连线中点向下内侧方向进行剥离。

（6）盲视下操作应轻柔，切不可暴力，特别是胸骨缘剥离，一般钝性剥离可以剥至胸骨中线旁 1 cm 处，这样手术后乳沟效果较明显，但如果是内窥镜下用电钩操作，还是在安全线外侧操作更佳。

（7）在乳房 4、5 点处是胸大肌的起点处，不可过度剥离，否则容易使乳房假体手术后位置靠下，影响外形美观（图 6-1-15）。

（8）手术后不赞成通过按摩假体而使乳房变软，特别是毛面假体，可以采用趴硬床的方法，利用身体重量压迫假体，使假体向周围挤压，最后假体包膜成熟后不会紧贴假体，手术后假体的手感和活动度更好；毛面乳房假体手术后 3 周即可开始趴硬床，一般坚持 3 个月，早、晚各半个小时，趴床时乳房正常垂直于床面；使用光面乳房假体可酌情延长至手术后 1.5~2 个月（图 6-1-16）。

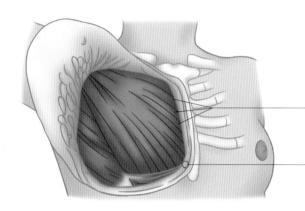

　　　　　　　　　　　　　　　　　　　　禁止分离的区域

　　　　　　　　　　　　　　　　　　　　乳房下皱襞与胸骨缘的交点

图 6-1-15　避免离断胸大肌内侧在胸骨上的起点

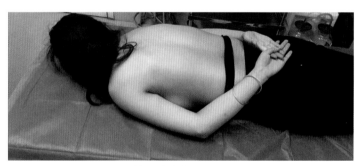

图 6-1-16　趴硬床的正确姿势

二、腋窝入路乳腺后假体隆乳术

乳腺后假体隆乳手术与胸大肌后假体隆乳手术的不同点

（1）手术看到胸大肌外侧缘时，沿着胸大肌筋膜上缘，也就是在乳腺后间隙的疏松组织层内剥离。主要在内侧剥离，尽量不要太靠近胸骨中线，否则手术后容易摸到假体边缘。

（2）如果乳腺皮下组织较薄，小于 1 cm，则手术后乳房假体于平卧位时容易看到下陷的假体轮廓（波纹感）（图 6-1-17、图 6-1-18）。

（3）相对于后者，乳腺后假体隆乳手术后疼痛感较小，但手术后假体包膜挛缩更容易发生。

（4）有的医生把乳房假体放置在乳腺后以用来矫正乳房下垂。这种做法在早期可以改善乳房的下垂，可是2年后乳房下垂往往更明显，时间再长点，下垂的速度更快了（图6-1-19、图6-1-20）。

（5）如果求美者手术后乳房必须接受放射治疗，则假体最好不放在乳腺后层次。

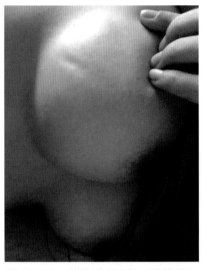 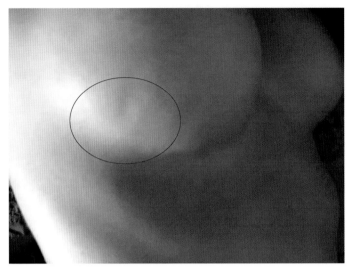

图 6-1-17　侧卧时出现的"波纹感"　　图 6-1-18　站立时出现的"波纹感"

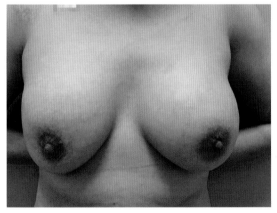 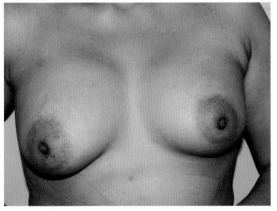

图 6-1-19　乳腺后假体隆乳术术后2年形成 "双峰乳"　　图 6-1-20　圆形乳房假体放置乳腺后矫正乳房下垂，造成"双峰乳"

三、腋窝入路手术后常见并发症的处理

这里主要叙述与腋窝入路相关的最常见并发症的处理。

1. 前胸壁浅表血栓性静脉炎　见第九章第十七节。

2. 手术后持续性疼痛　这种情况多是钝性剥离造成的组织损伤、肋骨骨膜和软骨骨膜的损伤导致的手术后疼痛，还有乳房假体植入人体后机体的应激反应，表现为持续性胀痛。求美者手术后疼痛明显，甚至不敢做胸式呼吸，不敢翻身、活动；一般持续10~15天，甚至更长。

处理方法：①口服镇痛药。②肋间神经阻滞。③静脉自控镇痛（PCIA）。④心理辅导。

四、手术实例

（一）案例一

1. 基本情况 求美者，42 岁，双侧乳房上极萎缩较明显，皮肤稍松弛，H 162 cm、W 61 kg，脊柱无侧弯，上胸围 81 cm、下胸围 71 cm，CN 左侧 20 cm、右侧 19.5 cm，N-N 19 cm，N-IMF 左侧 7.2 cm、右侧 7.5 cm，STPTUP 左侧 2.5 cm、右侧 2.6 cm，STPTIMF 2.3 cm，ASPP 2.2 cm，BW 14.3 cm，使用曼托圆型光面 M+300 cc 乳房假体，手术后效果满意（图 6-1-21~ 图 6-1-30）。

手术前

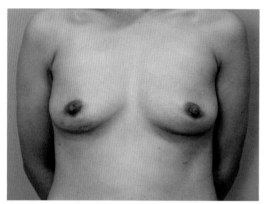

图 6-1-21 术前正位

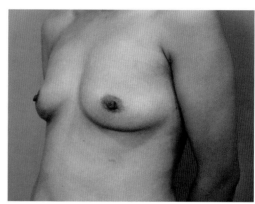

图 6-1-22 术前左侧 45°

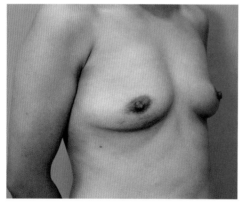

图 6-1-23 术前右侧 45°

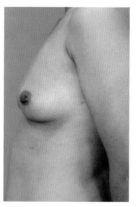

图 6-1-24 术前左侧 90°

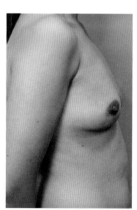

图 6-1-25 术前右侧 90°

手术后

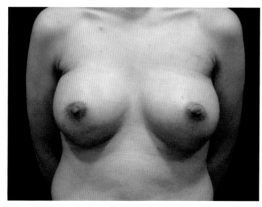

图 6-1-26 术后 1 个月正位

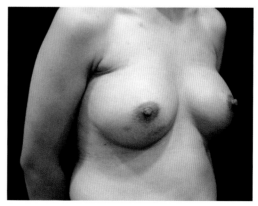

图 6-1-27 术后 1 个月右侧 45°

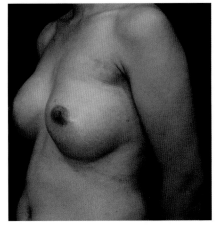
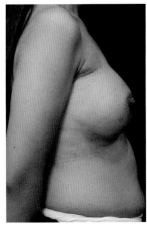
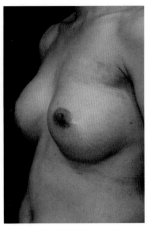

图 6-1-28　术后 1 个月左侧 45°　　图 6-1-29　术后 1 个月右　图 6-1-30　术后 1 个月左
　　　　　　　　　　　　　　　　　　　　　　　　　侧 90°　　　　　　　　　　侧 90°

2. 分析

（1）求美者体型属于肥胖体型，乳房上极组织萎缩较明显，考虑用中凸度假体更能矫正乳房上极的凹陷。

（2）上下胸围差 10 cm，求美者对手术后罩杯要求不高；BW 14.3 cm，所选乳房假体宽尽量小于 13 cm（BW-1 cm），曼托圆型光面乳房假体 M+300 cc 的底盘宽为 12.0 cm；ASPP 2.2 cm，说明乳房的组织松弛度中等；手术后求美者的胸部畸形可以得到一定程度的改善，手感也较柔软。

（二）案例二

1. 基本情况　求美者，39 岁，双侧乳房萎缩较明显，乳头下组织空瘪，H 161 cm、W 54 kg，脊柱无侧弯，上胸围 79 cm、下胸围 70 cm，CN 左侧 19 cm、右侧 18.5 cm，N-N 18 cm，N-IMF 左侧 7.0 cm、右侧 7.1 cm，STPTUP 左侧 2.3 cm、右侧 2.4 cm，STPTIMF 2.2 cm，ASPP 3.8 cm，BW 左侧 13.8 cm、右侧 13.0 cm，根据自身要求给予曼托水滴型 280 cc 乳房假体，手术后乳头下组织空瘪得到很好的改善，乳头外挺明显，效果满意（图 6-1-31~ 图 6-1-40）。

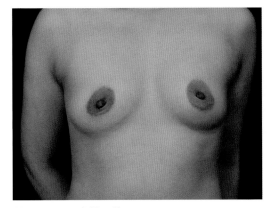
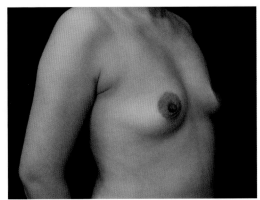

图 6-1-31　术前正位　　　　　　　　　　　　图 6-1-32　术前右侧 45°

手术前

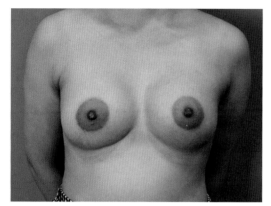

图 6-1-33　术前左侧 45°

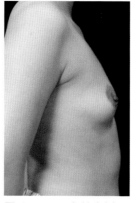

图 6-1-34　术前右侧 90°　图 6-1-35　术前左侧 90°

手术后

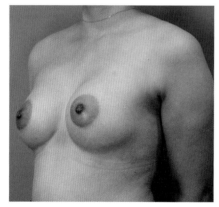

图 6-1-36　术后 1 个月正位

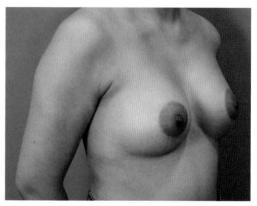

图 6-1-37　术后 1 个月右侧 45°

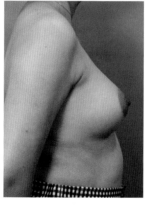

图 6-1-38　术后 1 个月左侧 45°

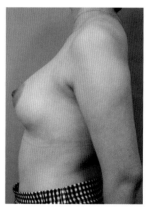

图 6-1-39　术后 1 个月右侧 90°　图 6-1-40　术后 1 个月左侧 90°

2. 分析

（1）求美者体型属于匀称体型，乳头下组织空瘪明显。

（2）上下胸围差 < 10 cm，属 A 罩杯；BW 两侧差异近 1 cm，乳房体积差异约 40 ml，求美者不要求用假体来调整。

（3）ASPP 3.8 cm，说明乳房的组织松弛度明显；使用曼托水滴型乳房假体 280 cc，手术后乳头下组织空瘪得到很好的改善，乳头外挺明显，效果满意，手感佳。

（三）案例三

1. 基本情况　求美者，36 岁，哺乳后双侧乳房萎缩，两侧乳房视觉上位置偏下 2~3 cm，H 168 cm、W 50 kg，脊柱无侧弯，胸廓无畸形，右侧乳头中度内陷；上胸围 76 cm，下胸围 68 cm，CN 左侧 20.6 cm、右侧 20.3 cm，N-N 16.5 cm，N-IMF 左侧 7.0 cm、右侧 7.1 cm，STPTUP 左侧 2.4 cm、右侧 2.1 cm，STPTIMF 1.8 cm，ASPP 左侧 2.8 cm，BW 12.3 cm，根据设计要求植入曼托毛面圆型乳房假体 250 cc HP，手术后右侧乳头内陷改善，效果满意（图 6-1-41~ 图 6-1-50）。

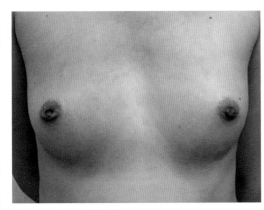

图 6-1-41　术前正位

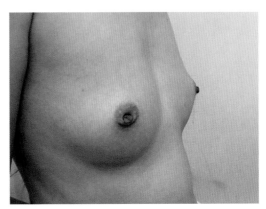

图 6-1-42　术前右侧 45°

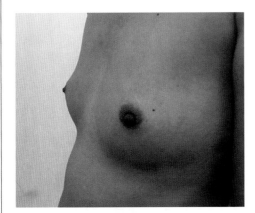

图 6-1-43　术前左侧 45°

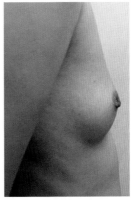

图 6-1-44　术前右侧 90°

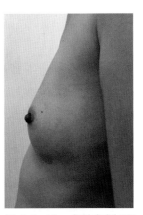

图 6-1-45　术前左侧 90°

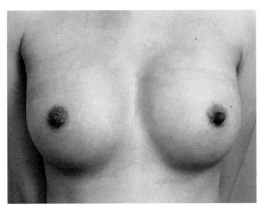

图 6-1-46　术后 6 个月正位

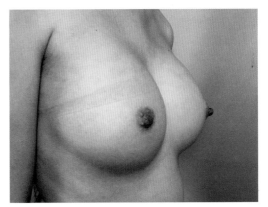

图 6-1-47　术后 6 个月右侧 45°

手术后

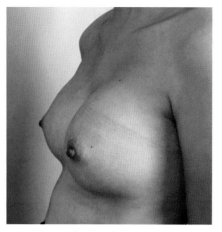

图 6-1-48　术后 6 个月左侧 45°

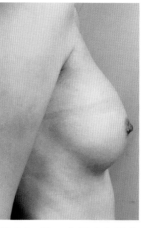

图 6-1-49　术后 6 个月右侧 90°

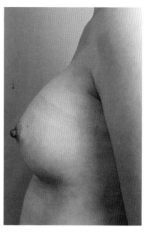

图 6-1-50　术后 6 个月左侧 90°

2. 分析

（1）求美者体型属于瘦高体型，右侧乳头中度内陷。

（2）CN 左侧 20.6 cm、右侧 20.3 cm，N-N 16.5 cm，两侧乳房视觉上位置偏正常下 2~3 cm，因此采用曼托毛面圆型乳房假体 250 cc HP，术后右侧乳头内陷改善，乳房位置视觉上处于正常位置，效果满意，手感柔软。

（3）对于乳头有内陷的且乳房皮肤拉伸度（ASPP）小于 3 cm，用圆型高凸度的乳房假体可以一定程度地改善乳头内陷。

（四）案例四

1. 基本情况　求美者，31 岁，哺乳后双侧乳腺萎缩，尤以外侧明显，右侧肋骨较左侧外凸，H 158 cm、W 48 kg，上胸围 66 cm，下胸围 61 cm；CN 左侧 17.2 cm、右侧 16.8 cm，N-N 15.9 cm，N-IMF 左侧 5.8 cm、右侧 6.0 cm，STPTUP 左侧 1.8 cm、右侧 2.0 cm，STPTIMF 1.6 cm，ASPP 1.8 cm，BW 12 cm；经腋窝入路植入麦格乳房假体 410FM 235 cc，右侧乳房假体中轴于正中线偏 20°，使乳房外侧更饱满，手术后外形改善，效果满意（图 6-1-51~ 图 6-1-60）。

手术前

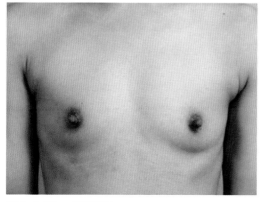

图 6-1-51　术前正位

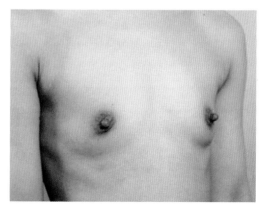

图 6-1-52　术前右侧 45°

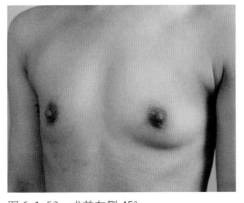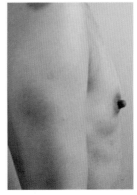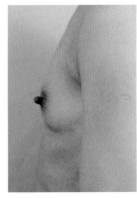

图 6-1-53　术前左侧 45°　　　　图 6-1-54　术前右侧 90°　图 6-1-55　术前左侧 90°

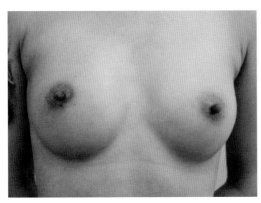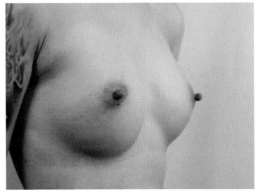

图 6-1-56　术后 1 年正位照　　　　图 6-1-57　术后 1 年右侧 45°

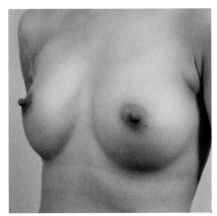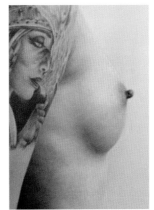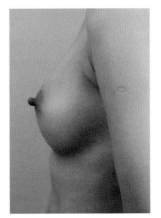

图 6-1-58　术后 1 年左侧 45°　　　图 6-1-59　术后 1 年右侧　图 6-1-60　术后 1 年左侧
　　　　　　　　　　　　　　　　　　　　　　　90°　　　　　　　　90°

2. 分析

（1）求美者体型属于瘦小体型，双侧乳房萎缩以外侧为主，右侧肋骨较左侧外凸，两侧乳房外形和体积都不对称。

（2）STPTUP 左侧 1.8 cm、右侧 2.0 cm，STPTIMF 1.6 cm，ASPP 1.8 cm，说明求美者乳房的皮肤较紧，组织覆盖薄，所选的假体为中凸。

（3）右侧胸廓外凸畸形，手术中把水滴型乳房假体的中轴线于正中线偏 20° 是为了让乳房外侧形态更显饱满；乳房假体的上极偏向畸形外凸的肋骨，可减少外凸肋骨对假体的支撑，手术后求美者的胸部畸形可以得到一定程度的改善。

（4）使用麦格毛面假体可以减少手术后假体旋转移位的发生。

乳晕入路

　　乳晕入路是假体隆乳手术的另一种常见的手术入路方式，一般用于修复类的乳房手术或是手术医生的个人习惯。由于乳晕入路形成腔隙时视野较小，往往需要手术头灯或冷光源才能更好地看清深层的组织。通过乳晕入路，到达胸大肌的途径最直接，因此，多数手术医生通过该方法行双平面隆乳。如果乳晕直径过小，在通过乳晕切口剥离的过程中，过力暴力拉钩、长时间接触切口缘皮肤，可能会造成切口缘皮肤挫伤导致局部皮肤坏死而影响切口的愈合。本节也将重点介绍胸大肌下双平面隆乳手术。

一、相关解剖

（一）乳头乳晕复合体

　　1. 感觉神经支配　乳晕入路假体隆乳手术前了解乳头乳晕复合体的神经支配很重要。乳头乳晕复合体的外侧接受肋间神经第 4 支支配，内侧接受第 3、4 支的皮神经支配（图 6-2-1）。支配乳头乳晕复合体外侧感觉的第 4 肋间神经皮支分为浅层分支和深层分支，深层分支在胸大肌筋膜内沿着乳房下端走行 3~4 cm，然后以 U 形反转通过乳腺组织外侧下方向乳头乳晕走行。这个走行方向在体表上反应为左侧 4 点，右侧 8 点方向（图 6-2-2）。对乳房感觉起到重要作用的第 4 肋间神经皮支穿出的部位多在以胸大肌的外缘和第 5 肋骨相交的部位外侧 33 mm、上方 8 mm 的交叉点为圆心的直径大概为 2.5 cm 的圆形范围内，因此，在进行胸大肌下剥离操作时，应从内侧向外侧进行，这样可使神经被牵拉的张力减少，减少神经的损伤。靠近胸骨的第 3、4 皮支前方分支则通过皮下脂肪层通向内侧乳晕边界部位（图 6-2-3）。

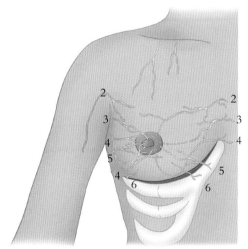

图 6-2-1　第 3~5 肋间神经是乳头、乳晕的主要感觉神经

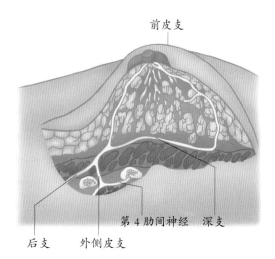

图 6-2-2　第 4 肋间神经的深层分支

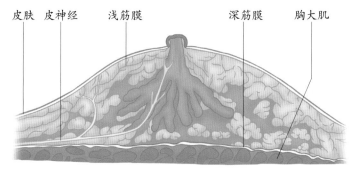

皮肤　皮神经　　浅筋膜　　　　深筋膜　　胸大肌

图 6-2-3　乳头、乳晕的感觉神经支

设计乳晕切口线时应尽量避免靠近乳晕边缘内侧以保留乳头乳晕复合体的正常感觉。假体隆乳手术后感觉变化是随着神经张力及神经分布变异而发生变化的，相对于乳房组织相对丰富的求美者，胸廓小、皮下组织较少的求美者发生感觉变化的概率会更大些。因此，不建议胸廓小的求美者植入容积过大的乳房假体，以免造成手术后乳头乳晕复合体的感觉异常变化。

案例：求美者，26 岁，H 155 cm，W 46 kg，BW 10.1 cm，胸骨外凸明显，3 个月前在中国台湾行假体隆乳手术，下皱襞切口入路植入曼托毛面圆型高凸 400 cc 乳房假体。手术后左侧乳头感觉障碍，右侧感觉迟钝，有痛觉无触觉；半个月前给予更换傲洛拉绚耀乳房假体 240 cc，手术后形态满意，双侧乳头感觉逐渐恢复（图 6-2-4~ 图 6-2-6）。

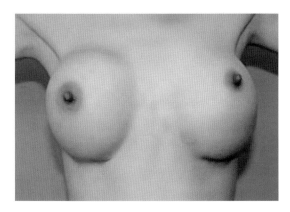

图 6-2-4　术前站立

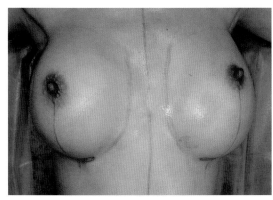

图 6-2-5　术前平卧

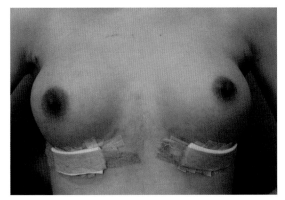

图 6-2-6　术后半个月

2. 血液供应　乳房的主要供应动脉是胸廓内动脉、胸廓外动脉及后方的肋间动脉，其中胸廓内动脉对乳头乳晕复合体的血液供应最为重要（图 6-2-7）。这条动脉通过 4 个穿支和 4~6 个肋间动脉前分支向乳头乳晕复合体供应血液，这些分支主要穿过第 3、4 肋间上行，在肌肉下剥离时，必须彻底止血，以防手术后血肿而引起包膜挛缩（图 6-2-8）。

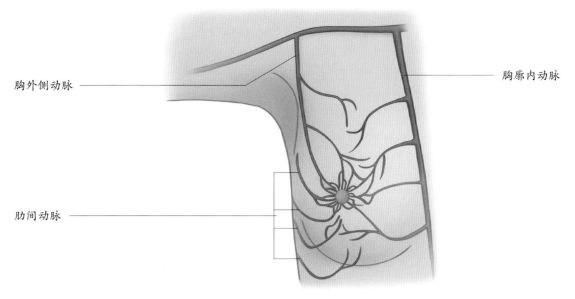

图 6-2-7　乳房的主要血供

胸外侧动脉

胸廓内动脉

肋间动脉

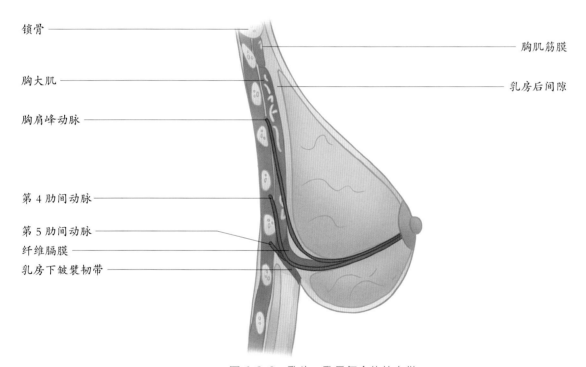

锁骨

胸肌筋膜

胸大肌

乳房后间隙

胸肩峰动脉

第 4 肋间动脉

第 5 肋间动脉

纤维膈膜

乳房下皱襞韧带

图 6-2-8　乳头、乳晕复合体的血供

　　胸骨旁附近的血管穿支在距胸骨中线 1 cm 处前行，所以在内侧钝性剥离时应在胸骨旁 1 cm 外进行剥离，如果是锐性剥离，则应在胸骨旁线外 1.5 cm 才相对安全。此外，还应注意不要损伤胸骨膜或肋软骨膜，因为从内侧软骨膜或骨膜穿行的小血管分支出血较难止血，且手术后疼痛和不适较明显。

（二）乳腺组织和相关肌肉组织

　　具体内容见第一章。

二、适应证、禁忌证与缺点

（一）适应证

（1）乳晕直径大于 3 cm。

（2）想在假体隆乳手术的同时矫正乳晕大小不对称。

（3）想通过乳晕入路矫正乳房轻中度下垂的。

（4）没有哺乳需要的。

（5）修复类的假体隆乳手术。

（6）本人要求此入路的。

（二）禁忌证

（1）乳晕小于 3 cm 的。

（2）乳头可以挤出乳汁的。

（3）乳头、乳晕有感染病灶的。

（4）多次乳头、乳晕缩小手术的。

（三）缺点

（1）手术后乳头、乳晕区可能感觉障碍。

（2）切口长度不足，容易造成植入假体时假体变形及切口缘乳晕皮肤挫伤。

（3）乳腺导管和体外相通，导管内的细菌容易污染假体，加重手术感染和包膜挛缩发生的风险。

（4）乳晕可看见切口瘢痕。

（5）乳晕切口过小有可能使乳房假体变形（图 6-2-9）。

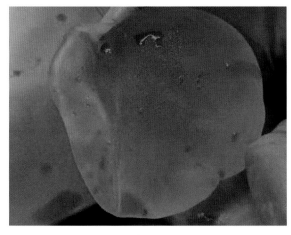

图 6-2-9　变形的乳房假体

三、手术过程

（1）设计：手术前设计和前面腋窝入路法大致相同。乳晕切口有很多种，有乳晕上缘、乳晕下缘、乳晕内（"Ω"型），常用的见图示（图 6-2-10~ 图 6-2-14）。

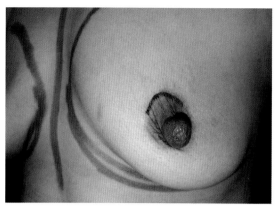

图 6-2-10　乳晕上缘切口

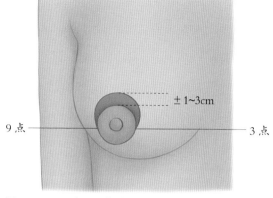

图 6-2-11　乳晕上缘半月形切口

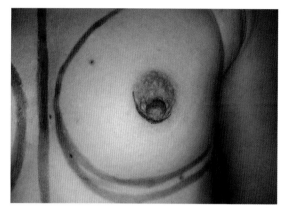

图 6-2-12　乳晕下缘切口

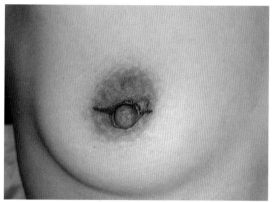

图 6-2-13　乳头上缘"Ω"切口

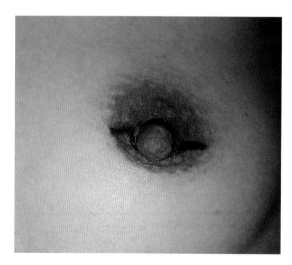

图 6-2-14　乳头下缘倒"Ω"切口

（2）切口局麻，注意乳腺组织内不打局麻药，乳腺组织内过多的麻药会影响电刀的使用。

（3）切开乳晕进入手术腔穴有 2 种方式：第一种，切开乳晕后拨开部分乳晕皮下脂肪，在乳晕切口处纵向切开乳腺进入乳腺后间隙。这种方法径路相对较短，但乳晕切口愈合容易和乳腺切口愈合相互影响，缝合后的瘢痕易互相拉扯而使局部不平整。第二种，切开乳晕后拨开部分乳晕皮下脂肪，在离切口远端皮缘 2~3 cm 纵向切开乳腺 3 cm 左右，进入乳腺后间隙。

（4）用示指将切口上端的乳腺后间隙疏松组织钝性分离，范围为略超过 1 cm 为宜。

（5）用2把爱丽丝钳夹住胸大肌外侧边缘，用高频电刀的高功率电凝功能打开胸大肌，尽量和胸大肌肌纤维平行，适当在胸大肌下层注射肿胀液（具体配方见麻醉章节）。

（6）在光导拉钩指引下，进行胸大肌下腔隙剥离，顺序为下极—下极内侧—下极外侧—上极—上极外侧—上极内侧；在新下皱襞上1~2 cm处找到胸大肌筋膜，由外侧向内侧离断或打薄胸大肌起点，一直到乳房下皱襞和胸骨的交汇处停止。注意在下皱襞离断胸大肌时，可以用左手示指不时地顶住胸大肌，可以感觉胸大肌离断的程度，也可以避免不慎离断胸骨缘处胸大肌任何起点，最重要的是应注意在下皱襞和胸骨交接处（4~5点）这个区域不可剥离断，否则乳房假体极容易向此处疝出；向外侧乳腺7点处注意避免损伤第4肋间神经乳头分支；向上应在胸大、小肌之间的疏松组织层；向内不超过安全线；向外不超过腋前线。

（7）根据求美者的乳房组织覆盖的多少决定做1型、2型，还是3型双平面。

（8）助手拉钩拉起胸大肌组织，左手示指进入腔隙检查胸大肌的离断情况，如果手指有触及条索或阻碍，则必须用电凝将条索或阻碍分离完整。

（9）腔隙用抗生素冰盐水混合液反复冲洗，吸净后检查有无明显出血。没有明显出血后，更换手套，植入假体，调整假体位置至满意，常规放置负压引流。

（10）逐层缝合乳腺、皮下组织和皮肤，胸大肌可缝也可不缝，皮肤一般皮内连续免拆线缝合，手术毕3M免缝贴贴于切口，连续3~6个月（图6-2-15）。

（11）术后可包扎，也可不包扎。

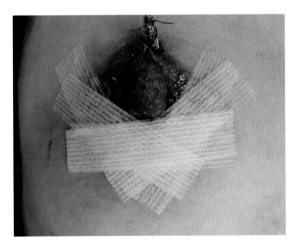

图6-2-15　3M切口免缝贴贴法

四、手术后处理

（1）手术后常规用药和拔出引流管时间同腋窝入路术后处理步骤。

（2）由于离断了胸大肌，手术后疼痛感不是很明显，可以酌情用PICA。

（3）3M免拆胶布贴切口减张2~3个月。

（4）手术后1.5个月后方可趴硬床2~3个月。

五、双平面技术

双平面技术目的主要是释放胸大肌对假体向前的压力和减少上臂活动时胸大肌对假体的牵拉。

假体隆乳手术多是把乳房假体放置于胸大肌后间隙，假体会压迫周围的组织，比如胸大肌、胸小肌、乳腺和筋膜，同样，这些组织也会对乳房假体产生压迫作用，这些互相压迫作用使乳房的外形发生变化。这种乳房假体和周围组织之间的力学关系可以根据求美者的解剖学结构和乳房假体的种类、软组织的厚薄、力量的不同而发生改变，对手术后乳房的外形、手感产生很大的影响。手术后有可能上肢的活动，使胸大肌把乳房假体向上牵拉，造成乳房假体移位，或胸大肌收缩时，乳房假体也向上活动，对求美者来说，有时候挺尴尬的。

双平面假体隆乳手术是将乳房假体放置在两个不同平面的术式，假体的上部分在胸大肌下，下部分在乳腺下，这样离断后的胸大肌收缩的力量传导终止，对下面的乳房假体影响非常小。根据不同类型的双平面技术，通过调整上部分覆盖胸大肌的范围，以达到调整乳房下部分软组织的膨胀程度的效果。这样可以确保乳房假体不随胸大肌的收缩而上移，减少了乳房假体移位和旋转的风险，又确保了手术后乳房形态的稳定。另外，相对于传统的方法，双平面假体隆乳手术由于下部是乳腺组织覆盖假体，皮肤和乳腺组织假性较大容易膨胀，可以放置体积更大的乳房假体，对外形和手感带来了更好的效果。

为了取得更好的手术后效果，同一个乳房假体要同时放置于胸大肌下和乳腺下间隙，所以沿着乳房下皱襞必须完整地离断胸大肌的起始部，剥离乳腺组织和胸大肌的间隙使得胸大肌的起始部根据需要上抬，从而显露足够的乳腺组织。通过调整覆盖乳房假体的胸大肌范围，适当调整外露在乳房假体的乳腺组织的面积是该方法的技术要点。注意胸大肌的胸骨起始部分不能离断，否则会出现胸大肌收缩时出现乳房切迹，乳房假体易通过此处疝出来（图6-2-16）。

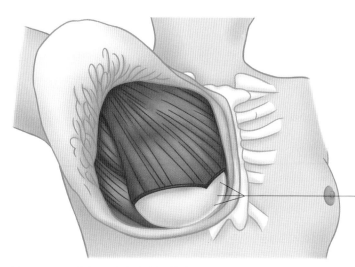

内侧的软组织覆盖缺失

图6-2-16　离断后造成乳房假体内侧缺乏肌肉覆盖，出现不可纠正的假体轮廓显露

（一）优点

双平面假体隆乳手术的优点主要有：①手术后外形好、手感自然，特别是求美者平躺时，没有胸大肌对乳房假体的压迫，手感接近于自然，这是不离断胸大肌的方法所不可比拟的。②手术后求美者疼痛反应轻，恢复快，可以更早地开始健身运动。③包膜挛缩的发生率大

大降低。在没有下垂且有弹力的胸壁，由于胸大肌起始部被完全离断，在乳房假体的作用下确切地形成新的乳房下皱襞，乳房假体可以在腔隙的最下方与乳腺组织紧密附着，有效减少死腔和包膜挛缩的发生，防止恢复过程中因胸大肌的收缩导致乳房假体上移；伴有乳房下垂时，因皮肤和乳腺变薄，乳房假体植入乳腺后，容易看到假体的轮廓，如果单纯放置在胸大肌后间隙，乳腺和胸大肌下的假体之间出现错位，乳房呈瀑布一样在假体的位置下滑，形成瀑布样改变或双峰样改变。使用双平面技术假体隆乳，胸上部的乳房假体植入于胸大肌下平面，使得上部软组织厚度充分，而在下部乳房假体止于乳腺后间隙，使得乳房下部会保持膨胀状态，避免上述并发症。对于管状乳和乳房下部萎缩明显 N-IMF 短的求美者也可做双平面假体隆乳手术。

（二）分类

1. Ⅰ型　适用于没有下垂的乳房，乳房下极 STPTIMF 大于 1.0 cm 的乳房；如果乳房下极 STPTIMF 小于 0.5 cm 时，则需要保持胸大肌的附着部位。

方法：于下皱襞上 1 cm 处离断胸大肌的起点至第 5 肋间，得以保护第 5 肋间神经的前皮支，适用皮下组织厚度大于 2 cm 者，这样胸大肌离断后假体下部分有足够组织覆盖，注意分离的胸大肌断端要间隔 2 cm 左右（图 6-2-17）。

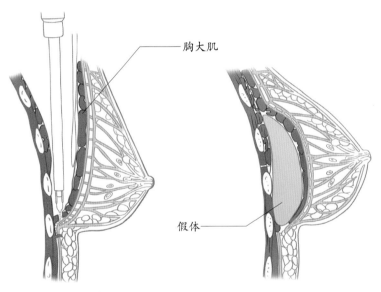

图 6-2-17　Ⅰ型双平面

2. Ⅱ型　适用于轻度下垂，乳房下极 STPTIMF 小于 1.0 cm 的乳房。

方法：乳腺组织和胸大肌之间结合疏松时，可将乳腺组织和胸大肌之间的剥离进行到乳晕下方，离断胸大肌下缘 1~2 cm，使其向上收缩至乳晕下缘，既可防止乳腺组织顺着胸大肌下滑，又可增加乳房上部软组织的厚度（图 6-2-18）。

3. Ⅲ型　适用于下垂明显、萎缩或管状乳、乳房下极狭窄，乳房下极 STPTIMF 小于 0.5 cm 的乳房。

方法：可将乳腺组织和胸大肌之间的剥离进行到乳晕上方，离断胸大肌，使其向上收缩至乳晕上缘，这样手术后胸大肌将位于乳房假体的 2/3 以上位置，乳房假体的一半以上面积位于乳腺后方，这样完全不必担心在体表看到假体的轮廓（图 6-2-19）。

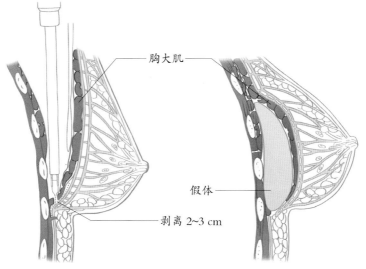

胸大肌

假体

剥离 2~3 cm

图 6-2-18　Ⅱ型双平面

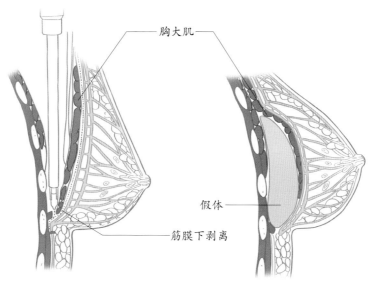

胸大肌

假体

筋膜下剥离

图 6-2-19　Ⅲ型双平面

4. 高位双平面　高位双平面是中国医学科学院北京协和医学院整形外科医院（八大处整形医院）栾杰教授团队首先提出的，具体做法是在原下皱襞处或在原下皱襞上 1 cm 处离断胸大肌或胸大肌腱膜，主要是针对原下皱襞较短，皮下组织足够厚的求美者，手术后新下皱襞的形态更流畅。

（三）个人经验分享

（1）新下皱襞的定位一般是按栾杰教授的方法：1/2（假体的宽度 + 凸度 + 原下皱襞软组织厚度），也就是乳头到新下皱襞的距离（最大拉伸状态下，单位 cm）N：IMF=1/2（W+P+STIMF），其中 W 是乳房假体基底宽度，P 是假体凸度，STIMF 是原下皱襞软组织厚度（挤捏法）。

（2）新下皱襞处理妥当与否基本可以决定这个手术效果的好坏，也就是新乳房外形是否完美。

（3）注意下皱襞和胸骨交接处这个区域不可剥离断，否则乳房假体极容易向此处疝出；向外侧乳腺 7 点处剥离组织时应注意避免损伤第 4 肋间神经乳头分支，以免损伤后造成乳头感觉永久障碍。

（4）内侧剥离时一定要在安全线外进行，以免损伤较大的血管造成不易控制的出血。

（5）剥离腔隙时，避免损伤肋骨膜或软骨膜，注意不要损伤、穿破肋间肌而发生气胸或血气胸。

（6）离断胸大肌必须完整，手术后乳房假体形态才会流畅。

（7）缝合乳腺时，必须在直视下清楚地观察缝合针的出入，避免缝合针扎破乳房假体（图 6-2-20）。

（8）从乳腺后进入胸大肌时，必须沿着胸大肌肌纤维方向划开而进入胸大肌后间隙以减少出血，因为所有血管基本都在肌肉内走行。

关于乳腺后层次，笔者个人偏向胸大肌后层次，如果确实要放在乳腺后，那么必须符合适应证：①已明确没有哺乳需要。②假体的覆盖必须大于 2 cm。否则可能会出现哺乳后由于乳腺松弛下垂出现"瀑布"乳房，乳房局部凹陷，平卧和双手外展时乳房间距过宽等情况（图 6-2-21~ 图 6-2-23）。

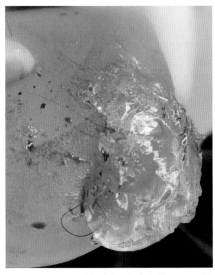

图 6-2-20　缝合针刺破乳房假体，取出假体时假体沿破口硅凝胶外溢

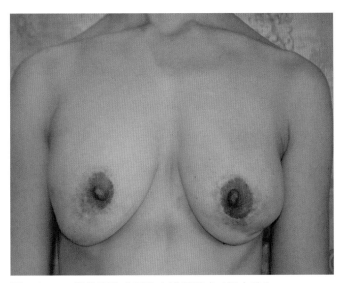

图 6-2-21　假体隆乳术后乳房松垂形成"瀑布乳"

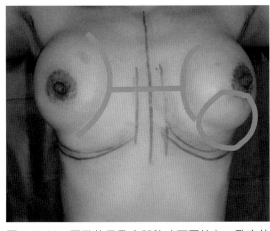

图 6-2-22　平卧位见乳房凹陷（画圈处），乳房外扩明显

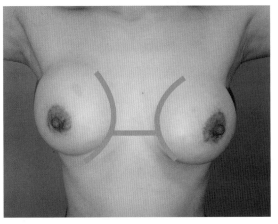

图 6-2-23　站立外举位，乳房间距明显

六、手术实例

（一）案例一

1. 基本情况 求美者，31 岁，哺乳后双侧乳房萎缩，右侧萎缩更明显，H 161 cm、W 46 kg，脊柱无侧弯；上胸围 68 cm，下胸围 61 cm，CN 左侧 16.6 cm、右侧 17 cm，N-N 16.5 cm，N-IMF 左侧 5.3 cm、右侧 6.0 cm，STPTUP 左侧 2.2 cm、右侧 2.2 cm，STPTIMF 2.0 cm，ASPP 左 2.2 cm、右 3.3 cm，BW 12.3 cm；乳晕直径右侧 4.1 cm，左侧 3.8 cm；根据自身要求给予乳晕入路植入曼托圆型光面 250 cc HP 乳房假体，术后复查时间较短，右侧外形较左侧饱满，效果满意（图 6-2-24~ 图 6-2-33）。

手术前

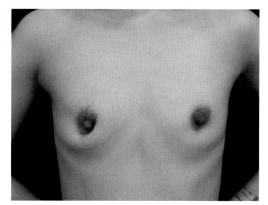

图 6-2-24　术前正位

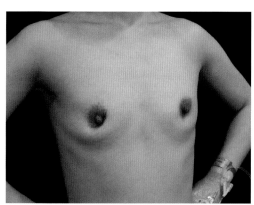

图 6-2-25　术前右侧 45°

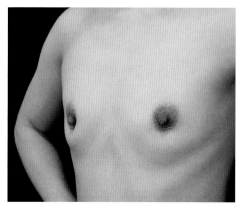

图 6-2-26　术前左侧 45°

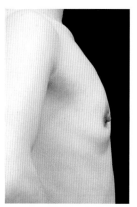

图 6-2-27　术前右侧 90°

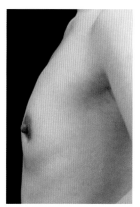

图 6-2-28　术前左侧 90°

手术后

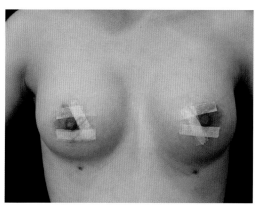

图 6-2-29　术后 7 天正位

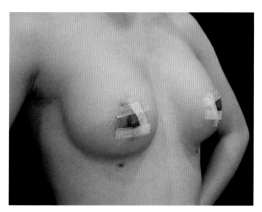

图 6-2-30　术后 7 天右侧 45°

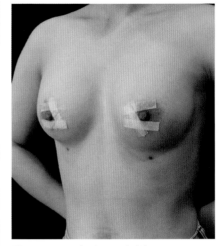
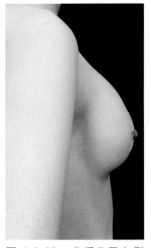
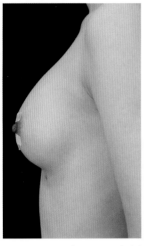

图 6-2-31　术后 7 天左侧 45°　　　图 6-2-32　术后 7 天右侧 90°　　　图 6-2-33　术后 7 天左侧 90°

2. 分析

（1）求美者体型属于瘦高体型；组织较薄，但要求罩杯改变大。

（2）ASPP 左 2.2 cm、右 3.3 cm，乳晕直径右侧 4.1 cm、左侧 3.8 cm，故选择经乳晕入路双平面技术植入曼托圆型光面 HP 250cc 乳房假体，可以部分矫正乳头松垂，还可以满足求美者要求大罩杯的意愿，手术后效果满意。

（二）案例二

1. 基本情况　求美者，43 岁，20 年前在当地行注射隆乳，经乳晕取出注射物半年后；H 165 cm、W 61 kg，脊柱无侧弯，注射物取出恢复半年后双侧乳头松垂，乳房下极局部凹陷；上胸围 83 cm，下胸围 72 cm，CN 左侧 20.2 cm、右侧 20.1 cm，N-N 20 cm，N-IMF 左侧 7.2 cm、右侧 6.9 cm，STPTUP 左侧 2.6 cm、右侧 2.8 cm，STPTIMF：2.1 cm，ASPP 左侧 2.5 cm、右侧 3.1 cm，BW 13.1 cm；给予植入麦格 120 系列乳房假体 260 cc，同期自体脂肪皮下局部注射填充，手术后效果满意（图 6-2-34~ 图 6-2-43）。

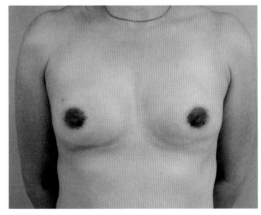
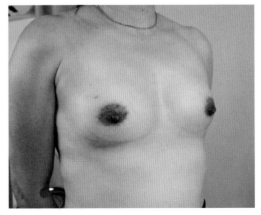

图 6-2-34　术前正位　　　　　　　图 6-2-35　术前右侧 45°

手术前

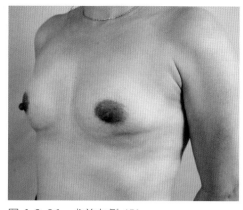

图 6-2-36　术前左侧 45°

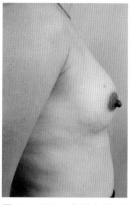

图 6-2-37　术前右侧 90°

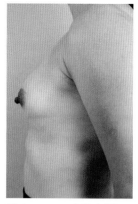

图 6-2-38　术前左侧 90°

手术后

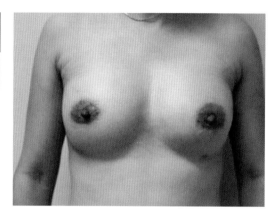

图 6-2-39　术后 15 天正位

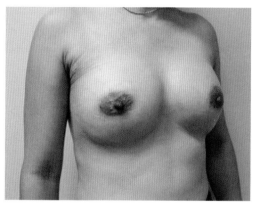

图 6-2-40　术后 15 天右侧 45°

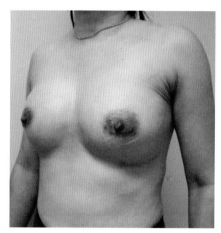

图 6-2-41　术后 15 天左侧 45°

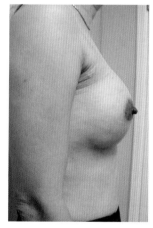

图 6-2-42　术后 15 天右侧 90°

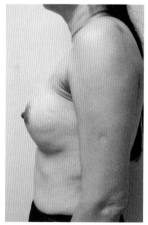

图 6-2-43　术后 15 天左侧 90°

2. 分析

（1）求美者体型属于肥胖体型，由于注射物一定程度侵蚀了乳腺、部分的胸大肌，造成手术后周围组织粘连较严重，乳房皮肤出现局部凹陷和紧张。

（2）第一次手术后乳晕缘的瘢痕牵拉，可使乳头下组织下陷，而乳晕周围皮肤显得多余，可出现乳头松垂。

（3）对于乳房注射物取出后出现局部粘连明显的，手术中得做粘连松解。

综上，假体选择凸度较大但容积稍小的，辅助自体脂肪填充，可使外形和手感更好。

（三）案例三

1. 基本情况　求美者，30 岁，哺乳后双侧乳房萎缩，H 163 cm、W 56 kg，脊柱无侧弯，右侧乳房较左侧体积大 50 cc，乳房上极略凹陷；上胸围 75 cm，下胸围 67 cm；CN 左侧 18 cm、右侧 17.5 cm，N-N 17.8 cm，N-IMF 左侧 6.1 cm、右侧 7.0 cm，STPTUP 左侧 2.3 cm、右侧 2.5 cm，STPTIMF 2.4 cm；ASPP 2.8 cm；BW 左侧 12.5 cm、右侧 13.8 cm；内窥镜下高位双平面假体隆乳手术，植入麦格水滴型 MM 245 cc 乳房假体，术后效果满意（图 6-2-44~ 图 6-2-53）。

手术前

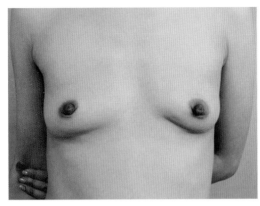

图 6-2-44　术前正位

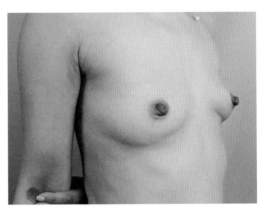

图 6-2-45　术前右侧 45°

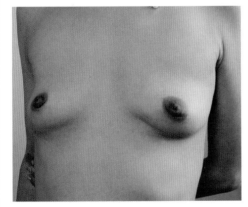

图 6-2-46　术前左侧 45°

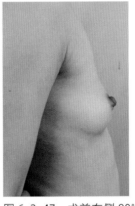

图 6-2-47　术前右侧 90°

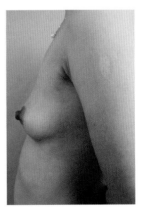

图 6-2-48　术前左侧 90°

手术后

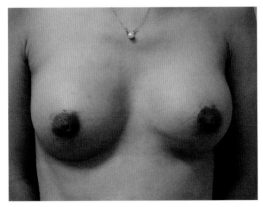

图 6-2-49　术后 1 个月正位

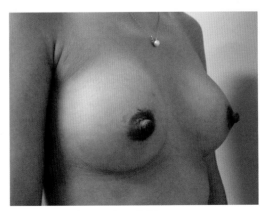

图 6-2-50　术后 1 个月右侧 45°

手术后

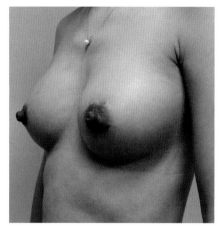
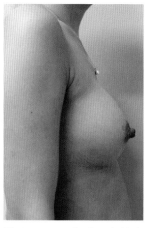
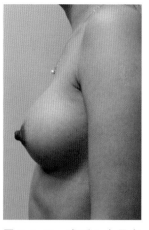

图 6-2-51　术后 1 个月左侧 45°　　图 6-2-52　术后 1 个月右侧 90°　　图 6-2-53　术后 1 个月左侧 90°

2. 分析

（1）求美者体型属于匀称体型；哺乳后双侧乳房萎缩差异较大，上极略凹陷。

（2）由于两侧乳房体积的差异，其下皱襞位置也不一样，N-IMF 左侧 6.1 cm、右侧 7.0 cm，STPTUP 左侧 2.3 cm、右侧 2.5 cm，STPTIMF 2.4 cm，因此，可以选用高位双平面技术，适当地下降左侧下皱襞高度，手术后左侧下皱襞对乳房假体的影响较小。

（四）案例四

1. 基本情况　求美者，29 岁，哺乳后双侧乳房萎缩，出现双侧胸大肌外侧显形；H 160 cm、W 51 kg，上胸围 71 cm，下胸围 67 cm；CN 左侧 16.3 cm、右侧 16.2 cm，N-N 15.1 cm，N-IMF 左侧 4.4 cm、右侧 4.0 cm，STPTUP 左侧 1.8 cm、右侧 1.8 cm，STPTIMF 1.3 cm，ASPP 2.2 cm，BW 12.1 cm；内窥镜下行 Ⅱ 型双平面假体隆乳手术，植入傲洛拉绚耀 240 cc 乳房假体，手术后效果满意（图 6-2-54~ 图 6-2-63）。

手术前

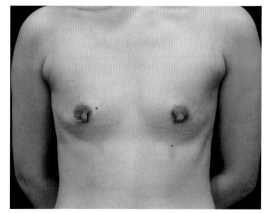
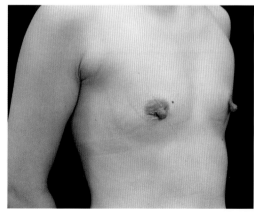

图 6-2-54　术前正位　　　　　　　　图 6-2-55　术前右侧 45°

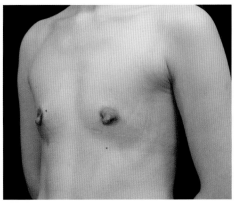 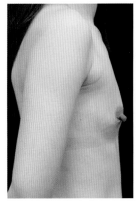

图 6-2-56　术前左侧 45°　　　图 6-2-57　术前右侧 90°　图 6-2-58　术前左侧 90°

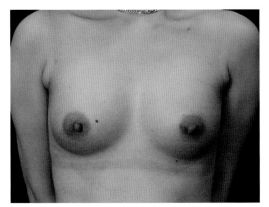 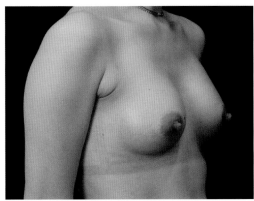

图 6-2-59　术后半年正位　　　　　　图 6-2-60　术后半年右侧 45°

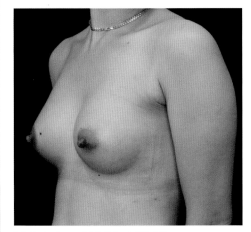 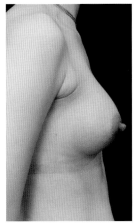 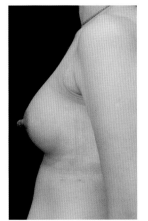

图 6-2-61　术后半年左侧 45°　　　图 6-2-62　术后半年右　图 6-2-63　术后半年左
　　　　　　　　　　　　　　　　　　　　　　侧 90°　　　　　　　侧 90°

2. 分析

（1）求美者体型属于瘦小体型，双侧乳房哺乳后萎缩较明显。

（2）N-IMF 左侧 4.4 cm、右侧 4.0 cm，STPTUP 左侧 1.8 cm、右侧 1.8 cm，STPTIMF 1.3 cm，ASPP 2.2 cm，BW 12.1 cm；乳房下极组织较薄，下皱襞高，是选用 II 型双平面技术的适应证；手术后求美者的乳房外形佳，胸大肌的显形也得到改善，手感也较柔软。

（五）案例五

1.基本情况 求美者，23岁，先天乳房发育不良，H 156 cm、W 43 kg，脊柱无侧弯，上胸围 66 cm，下胸围 61 cm；CN：左侧 17.1 cm、右侧 16.5 cm，N-N 16 cm，N-IMF 左侧 5.7 cm、右侧 6.3 cm，STPTUP 左侧 2.3 cm、右侧 2.3 cm，STPTIMF 1.6 cm，ASPP 2.4 cm，BW 12.1 cm；根据设计在内窥镜辅助下植入麦格 FM 235 cc 乳房假体，手术后效果满意（图 6-2-64~ 图 6-2-73）。

手术前

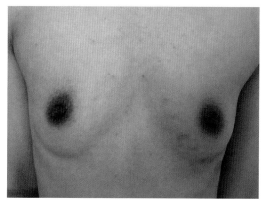

图 6-2-64　术前正位

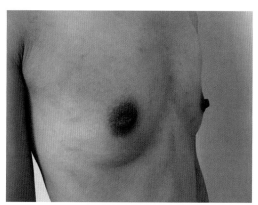

图 6-2-65　术前右侧 45°

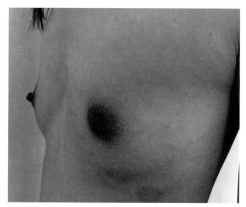

图 6-2-66　术前左侧 45°

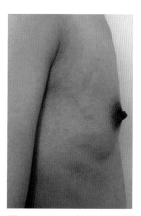

图 6-2-67　术前右侧 90°

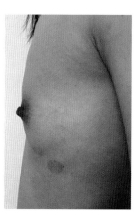

图 6-2-68　术前左侧 90°

手术后

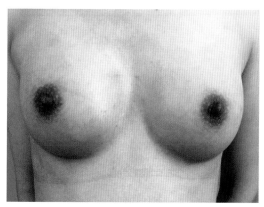

图 6-2-69　术后 3 个月正位

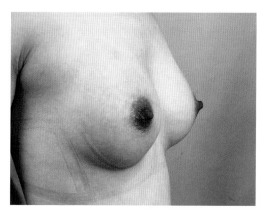

图 6-2-70　术后 3 个月右侧 45°

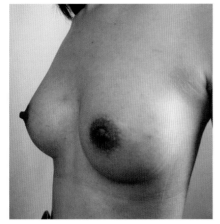

图 6-2-71　术后 3 个月左侧 45°

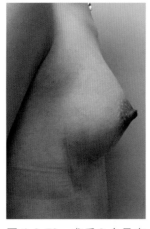

图 6-2-72　术后 3 个月右侧 90°

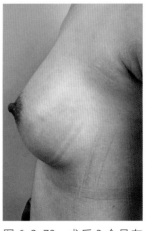

图 6-2-73　术后 3 个月左侧 90°

2. 分析

（1）求美者体型属于瘦小体型，原乳房形态上宽下窄，乳房下极组织相对较少。

（2）N-IMF 左侧 5.7 cm、右侧 6.3 cm，STPTUP 左侧 2.3 cm、右侧 2.3 cm，STPTIMF 1.6 cm，ASPP 2.4 cm，BW 12.1 cm；手术设计是采用内窥镜下离断原下皱襞上 2 cm 处胸大肌，形成 I 型双平面，植入水滴型乳房假体，使乳房下极更饱满，手术后求美者的乳房外形满意，手感柔软。

乳房下皱襞入路

　　乳房下皱襞入路在欧美国家假体隆乳手术中是最主要的手术入路，而在国内手术医生多不爱开展。主要原因是白种人手术后瘢痕较不明显，而黄种人下皱襞入路手术后瘢痕相对明显；再者，国内女性个性比较内敛，不喜欢夸张的乳房外形。随着与国外医生交流的增多和国人到国外留学、工作机会增加，下皱襞入路假体隆乳手术也慢慢被部分人接受，也有一些手术医生接受、开展该入路手术。

　　乳房下皱襞入路是所介绍的这三大类入路中手术入路和乳房假体距离最短的，手术医生如果操作熟练，可以做到"零"出血和在很短的时间完成手术，手术后可以不用置放引流管，另外，求美者手术后疼痛是这三类手术中疼痛感最不明显的。

一、切口的设计

　　下皱襞手术切口的设计非常重要，精准的新下皱襞定位，手术后站立位时基本看不到手术痕迹。新下皱襞定位设计主要以前述的栾杰教授的定位方法为主参考，下面是笔者的一些体会：

　　（1）如果乳头到原乳房下皱襞距离（N-IMF）大于 6 cm，则手术切口选在原来下皱襞皱褶最深处即可。如果 IMF 距离小于 6 cm，需要把新下皱襞下移，否则，手术后切口痕迹在乳房较高的位置，假体在重力的作用下对乳房下极有一定的张力，可使手术切口瘢痕变宽、变粗（图 6-3-1），会给求美者造成一定的心理负担，增加不必要的麻烦。由于手术后乳房下极皮肤和皮下组织也会有不同程度的延伸，特别是乳房下极组织较薄的求美者，即使把切口设计在新下皱襞上，手术后瘢痕也会上移至新下皱襞上 0.5 cm 处（图 6-3-2）。如果选择凸度较高的乳房假体，比如傲诺拉系列，则应在新设计的位置再下移 0.5 cm。

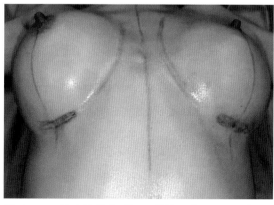

图 6-3-1　过大的乳房对切口的挤压作用明显，加上重力的作用，使瘢痕变宽、变粗

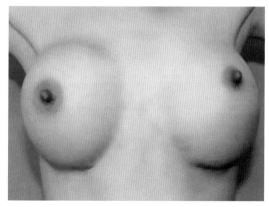

图 6-3-2　手术瘢痕位于乳房新下皱襞上

（2）设计新下皱襞后，从乳头中央线画一垂线交于新下皱襞，垂线偏内1~1.5 cm作为切口的内侧段，沿新下皱襞向外延伸3 cm，使切口长约4 cm左右。切口定在新下皱襞线上或其上0.5 cm左右为宜，这样手术后瘢痕比较隐蔽（图6-3-3、图6-3-4）。

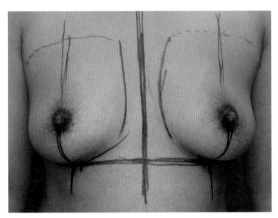

图6-3-3　站立位

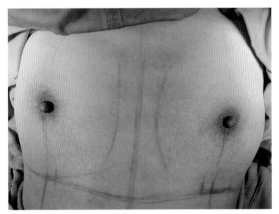

图6-3-4　平卧位

二、手术过程

从乳房下皱襞入路手术剥离层次有乳腺后、胸大肌后、双平面。本节手术过程叙述主要介绍双平面做法。

（1）切开皮肤后到达皮下脂肪层，组织剪向下推开皮下脂肪，用左手捏起皮下组织，可看到深筋膜，这样不会因为层次不清而剥离过深。宽头拉钩向上拉起，显露胸大肌筋膜，打开胸大肌筋膜，拉钩插入胸肌筋膜，如果下面的肌肉层隆起，就是胸大肌，将胸大肌在肋骨起点上方1 cm处离断，增大胸大肌下腔隙；如果肌肉不能隆起，则可能是肋间肌或前锯肌，此时应该继续向上剥离，直到确认是胸大肌，可避免剥离进入肋间肌或前锯肌而引起气胸。注意从胸大肌筋膜下0.5 cm进入胸大肌后间隙，这样手术后新的乳房下皱襞可以准确地位于手术前定好的位置（图6-3-5）。

（2）用单级针尖式电凝笔打开胸大肌筋膜，确认胸大肌的外侧缘，沿外侧缘进行剥离。在致密的胸大肌起始部开始，可以看到胸大肌深筋膜后方有疏松的组织，沿此处剥离血管较少，一般的腔隙剥离顺序是切口上的乳房下极靠内侧、内下限、乳房外下限、乳头上区域、外上限、内上限，范围在手术前标志线以内。

（3）可以用冷光源拉钩或内窥镜辅助下剥离，可使剥离层次更精准；根据乳房的组织厚度决定如何做双平面，注意离断胸大肌的位置要精准，离断端要完整以彻底消除那些妨碍下极覆盖组织完全扩张的肌肉压力，即消除限制假体前凸对肌肉的张力。

（4）抗生素冰盐水混合液冲洗腔隙，检查未见出血后，更换手套，置入乳房假体，调整乳房假体位置，注意两侧乳房形态大致对称；有条件的可以在置入乳房假体时使用递送袋，乳房假体不与皮肤接触，减少腔隙内部被皮肤表面污染的风险；酌情放置引流管。

（5）缝合：缝合的精细对手术后瘢痕有很大的影响，一般缝合3层。①深筋膜层：用3-0薇桥丝线连续缝合深筋膜（图6-3-6），注意深筋膜两端多缝些，打结多打几个，以防线结滑脱，注意缝合针

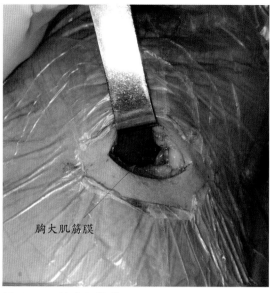

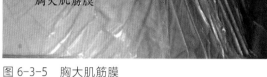

图 6-3-5　胸大肌筋膜

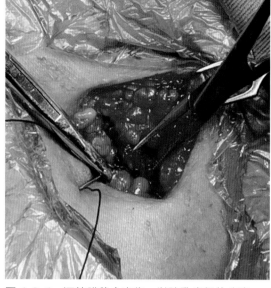

图 6-3-6　深筋膜缝合牢靠，以防乳房假体疝出

不可扎破乳房假体。②真皮深层：4-0 VICRYL 或 3-0 薇桥丝线间断缝合真皮深层（图 6-3-7）。③皮内层：5-0 Monocryl 连续缝合皮内层，使腔隙严密闭合，术后不用拆线（图 6-3-8~ 图 6-3-10）。

（6）手术毕红霉素眼膏涂切口，3M 免缝胶带贴切口上，长条纱布压迫切口，注意不要将乳房假体往上顶。双侧乳房可以用 3M 防过敏宽胶带固定假体，也可用自粘绷带适当包扎固定（图 6-3-11~ 图 6-3-13）。

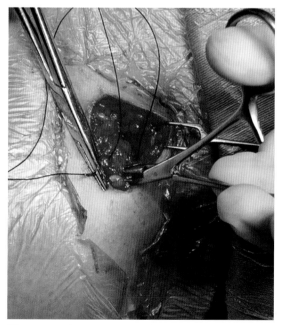

图 6-3-7　皮下深层间断缝合

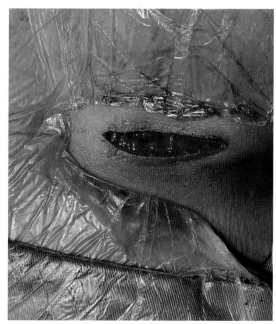

图 6-3-8　皮下浅层间断缝合

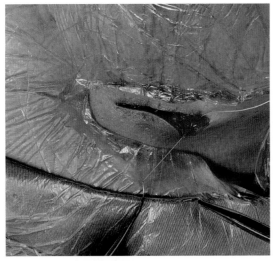

图 6-3-9　皮内连续缝合，术后不拆线

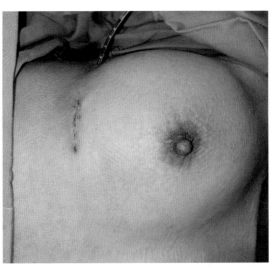

图 6-3-10　缝合完毕

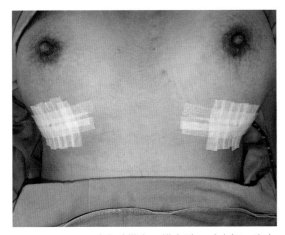

图 6-3-11　3M 减张贴纵向、横向贴，减少切口张力

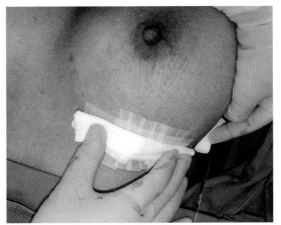

图 6-3-12　切口条形纱布压迫，消灭死腔

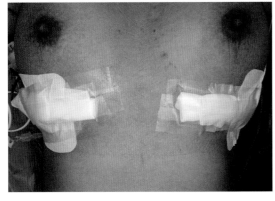

图 6-3-13　固定纱布条

三、经验分享

（1）进入胸大肌后间隙时，应避免进入肋间肌，否则容易引起气胸。

（2）在胸大肌肋骨起点上方保持 0.5 cm 以上距离离断胸大肌，不可在胸大肌肋骨起点处离断，否则有可能引起穿支血管离断后回缩造成止血困难，严重者断端回缩进入胸腔造成血气胸。

（3）剥离外侧时注意避免从深层进入前锯肌和保护好第 4 肋间神经乳头分支。

（4）做双平面假体隆乳术时，在下皱襞剥离胸大肌起点时，注意在下皱襞于胸骨相交处停止。否则，将造成两侧乳房假体内部缺乏肌肉覆盖，造成假体轮廓显露和明显牵拉纹的风险。

（5）拉钩时不要太用力、避免胸大肌过于紧张而使胸大肌离断点过高。

（6）如果求美者的乳腺下极组织较薄，可以将胸大肌起点处适当打薄，用左手示指伸进去感觉胸大肌的张力，注意打薄要均匀。

四、手术实例

1. 基本情况 求美者，28岁，长期在国外生活，本人要求经下皱襞入路假体隆乳术，H 167 cm、W 49 kg，脊柱无侧弯，右侧乳房较左侧小 35cc；上胸围 68 cm，下胸围 63 cm；CN 左侧 16.7 cm、右侧 16.6 cm，N-N 16.6 cm；N-IMF 左侧 6.3 cm、右侧 6.2 cm，STPTUP 左侧 2.4 cm、右侧 2.2 cm，STPTIMF 2.0 cm，ASPP 2.2 cm，BW 左侧 12.6 cm、右侧 12.1 cm；根据自身要求行经下皱襞入路 II 型双平面下植入曼托圆型 250 cc HP 乳房假体，手术后效果满意（图 6-3-14~ 图 6-3-23）。

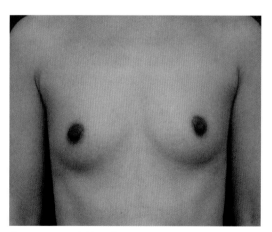

图 6-3-14 术前正位

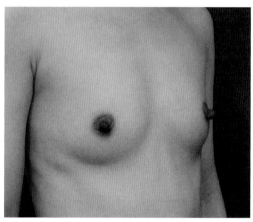

图 6-3-15 术前右侧 45°

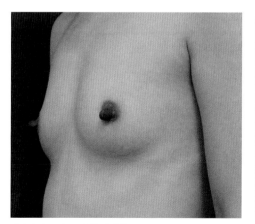

图 6-3-16 术前左侧 45°

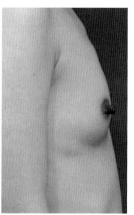

图 6-3-17 术前右侧 90°

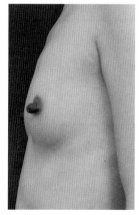

图 6-3-18 术前左侧 90°

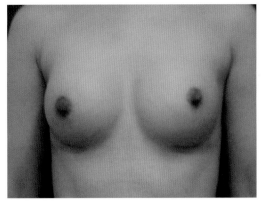

图 6-3-19　术后 1 年正位

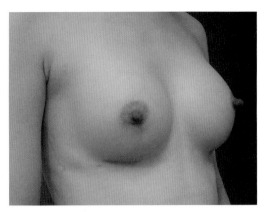

图 6-3-20　术后 1 年右侧 45°

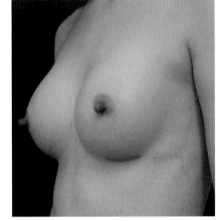

图 6-3-21　术后 1 年左侧 45°

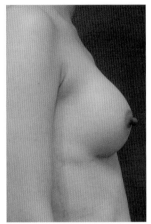

图 6-3-22　术后 1 年右侧 90°

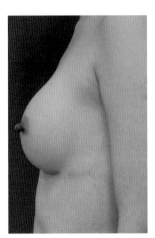

图 6-3-23　术后 1 年左侧 90°

2. 分析

（1）求美者体型属于瘦高体型，双侧乳房少许差异，乳房皮肤较紧，其有在国外生活史，能接受下皱襞切口瘢痕。

（2）N-IMF 左侧 6.3 cm、右侧 6.2 cm，STPTUP 左侧 2.4 cm、右侧 2.2 cm，STPTIMF 2.0 cm，ASPP 2.2 cm，BW 左侧 12.6 cm、右侧 12.1 cm；采用 Ⅱ 双平面技术，手术后求美者的乳房外形满意，手感柔软。一年后复查手术切口瘢痕位于新下皱襞，显露不明显。

胸大肌筋膜后入路手术

胸大肌筋膜后假体隆乳在临床中少有医生开展，在国内外有医生报道做了很多例，可真正放置在该层次还是乳腺后层次，说实在的估计连手术医生自己都搞不清楚，特别是腋窝入路盲视下操作，更难准确地把乳房假体放置于胸肌筋膜后。

胸大肌筋膜是胸大肌表面一层菲薄的筋膜组织，自上而下最厚处不超过 2 mm，有的甚至少于 1 mm（图 6-4-1、图 6-4-2），在固定后的尸体标本局部解剖中都无法将胸大肌筋膜完整地分离出来，况且即使能把胸大肌筋膜完整地分离出来，植入该层次的乳房假体是否会将胸大肌筋膜撑破呢？内窥镜下熟练操作也许可以尽可能地分离，但一旦在某个时候胸大肌筋膜破了，就变乳腺后层次了。

赞同放在该层次的手术医生的观点是胸大肌筋膜后这个层次具有乳腺后和胸大肌后这两个层次的优点，即假体不容易触及和旋转移位，又不受胸大肌收缩对假体的影响。反对该方法的医生主要是从解剖学上说明这个方法的不可靠性。目前，随着内窥镜技术的方法，双平面技术也许是个不错的选择。随着材料技术的不断发展，期待以后会有更好的材料能替代胸大肌筋膜，使这个层次的假体隆乳手术有更好的术后效果。

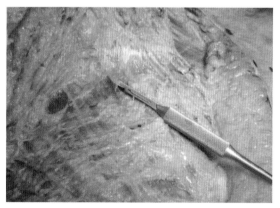

图 6-4-1　胸大肌筋膜最厚处

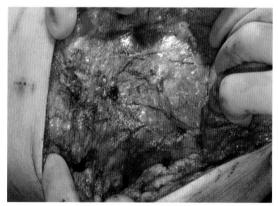

图 6-4-2　手术中所见的菲薄的胸大肌筋膜

附：关于乳沟

每个女性都希望自己能拥有一对迷人的乳房，更期望有一条诱人的乳沟；乳沟有否和乳沟的深浅，确实能使女性的乳房表现出更大的魅力。关于乳沟，许多广告也有许多描述，有的叫"V 型沟"，有的叫"刷卡沟"；有一届世界杯直播镜头出现了一个女孩子把手机放在乳沟里，因此也有广告出现了"手机沟"来形容又深又长的乳沟。有的机构就打出了制造乳沟来吸引求美者。

人体胸壁中间是胸骨，两侧是肋软骨连接，胸大肌和胸小肌的筋膜均贴在骨面上，胸廓内动脉走行于其中，因此就有了胸骨两侧形成 3 cm 左右的不可触碰区（No Touch Zone）。两侧乳房不佩戴文胸时是不可能出现乳沟的，如果是在不佩戴文胸的情况下为了形成所谓的乳沟而过度向中间剥离，就有可能出现较严重的手术中出血或两侧乳房贯通，也叫贯通乳或花生乳。

笔者的做法，不管是在内窥镜下锐性剥离还是盲视下钝性剥离，均不超过不可触碰区；如果要使手术后效果更明显一些，可以在假体置入后将乳房假体同时向中间用力推挤，这样可使胸大肌和胸小肌的肌纤维、皮下组织和皮肤向中间钝性拉伸，手术后可以使两侧乳房形态更靠内侧，手术后乳沟更深，避免了手术中出血和手术后贯通乳的形成（图 6-4-3~ 图 6-4-5）。

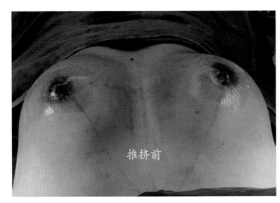

图 6-4-3　推挤前

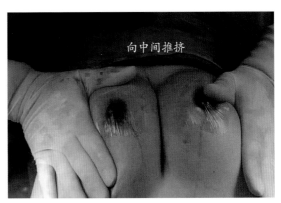

图 6-4-4　推挤的动作

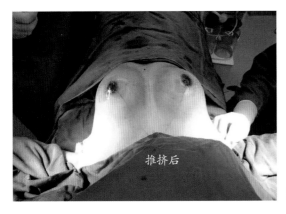

图 6-4-5　推挤后的形态

内窥镜在假体隆乳术中的应用

内窥镜下操作，优势是安全直视下操作、精准切割、放大清晰视野。20 世纪 90 年代初以来，内窥镜慢慢应用在整形外科的手术中，其中开展最多的是隆乳手术和面部除皱手术。近几年来，国内的整形外科医生也把内窥镜应用在假体隆乳手术中，在一些全国性的学术会议中，内窥镜下隆乳渐渐成为主流的交流内容。目前中国医师协会内窥镜医师分会也成立了，上海长征医院整形科和国内内窥镜厂家合作办内窥镜下隆乳学习班，由中国医师学会美容与整形医师学会会长江华教授主讲，每 3 个月一期，现在已经办了 18 期。越来越多的医生得到系统、科学的培训，让内窥镜在隆乳手术中的应用越来越广泛。

使用内窥镜需要手术者有扎实的理论基础、熟悉的解剖和丰富的隆乳手术经验，没有一个医生第一台隆乳手术就是在内窥镜下操作，当然，也不要在盲视下剥离好腔隙再用内窥镜查看腔隙剥离情况和出血位置。全程内窥镜下操作，视野很清晰，腔隙很完全，出血非常少，确实值得推广，也代表了未来假体隆乳手术的发展方向。国内医生多采用腋窝入路操作，因此，腋窝入路内窥镜辅助下假体隆乳手术成为一种具有中国特色的隆乳手术方法。

第一节

内窥镜系统

目前，国内使用的内窥镜品牌较多，进口品牌由于费用太高，难以在民营机构使用，国产品牌由于价格合理和良好的清晰度，受到广大医生的好评。笔者所在医院也是使用国产某知名品牌的内窥镜，对其产品的稳定性和操控性还是比较称赞的，国内的品牌也不输于进口品牌。下面介绍的内窥镜以笔者习惯的国产内窥镜为主。

内窥镜系统包含光源、操作镜头、拉钩、显示器、录像系统（有的不包含）、电凝杆、电凝钳和一些辅助的器械，比如皮肤抓钩、腔隙拉钩等（图 7-1-1~ 图 7-1-3）。

操作内镜为 30°硬镜，视野更开阔。根据拉钩和内镜是否一起分为分体式和一体式。分体式是助手拉拉钩、手术者一手持内镜光源照明，另一手用电凝杆分离腔隙；优点是大大减少手术者的负担和体力消耗，缺点是助手和手术者可能在动作配合上不同步引起剥离腔隙时不流畅，特别是出血时止血不及时。一体式是内镜套在拉钩内，手术者可以独立操作，动作连贯、止血准确，缺点是手术者体力消耗大。分体式是用栾杰教授发明的专利拉钩操作；一体式的器械厂家本身有配备。

显示器为 4K 超高清电视，图像非常清晰，长时间的手术眼睛不容易疲劳。

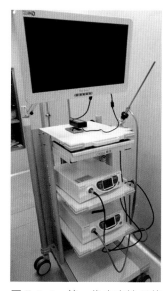
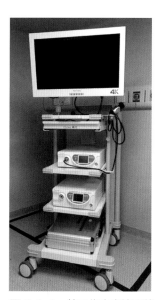
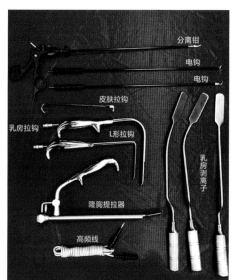

图 7-1-1　第一代内窥镜系统　　图 7-1-2　第二代内窥镜系统　　图 7-1-3　内窥镜系统配套的器械

手术过程

一、手术设计

具体见第四章。

二、操作过程

（1）准备：内窥镜置于手术床脚侧，显示器可以转向，所以工作平台可以固定住，高频电刀、吸引器均可位于床尾；麻醉、监测机器置于头侧，手术者可以坐着操作。

（2）消毒铺巾后，于腋窝切口皮肤标记线处切开，切口两端用3-0丝线各缝合1针（图7-2-1）；皮下分离至胸大肌外侧缘，打开胸大肌筋膜进入胸大肌后注入肿胀液，装好内窥镜各连接，对好镜头的亮度；置入内窥镜头，显示器上可清晰见到胸大肌后间隙各组织，正确的胸大肌后间隙呈泡沫状（图7-2-2），如果没有泡沫样结构而是红色的肌肉纤维组织，说明太深，可能到胸小肌后层次，必须重新寻找。

（3）用电凝杆（用电凝功能，能量调到50）先剥离外上限，再内上限，此时的泡沫层剥离完毕意味着胸大肌和胸小肌间的层次剥离完毕；注意内侧靠近胸骨旁的剥离一定要在安全线外；剥离外侧时由于镜子光源照射不便，可以把电凝杆的铁钩压弯，镜子外撤一些就可以清楚看到外侧处的组织。泡沫层处理完就可以获得很大的腔隙。

（4）电凝杆再继续向下操作，可以看到羽状样肌肉纤维（图7-2-3），分离时注意预留0.5 cm长的肌肉，以防肌肉间的血管在离断肌肉时缩回，增加止血的难度或断端缩进胸腔，影响手术区视野清晰度或大出血；当胸大肌起点剥离好，见到皮下脂肪（图7-2-4），电凝杆此时不可向皮肤方向操作，

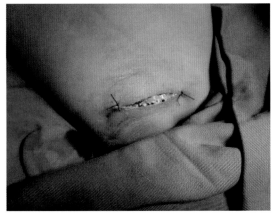

图7-2-1　切口两端缝线保护

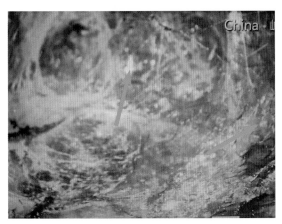

图7-2-2　胸大肌和胸小肌之间的疏松组织

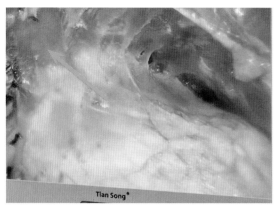

图 7-2-3　镜下的胸大肌纤维组织

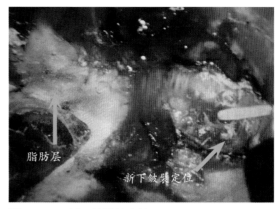

图 7-2-4　新下皱襞的定位

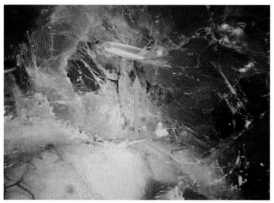

图 7-2-5　定位剥离范围的套管针

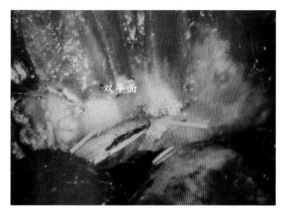

图 7-2-6　离断胸大肌形成双平面

而是在刚见到脂肪层的这个层次向下操作，助手可以用软套管针扎标记线的最远处，在内镜上看到套管针后再在套管针下再剥离 0.5 cm 即可（图 7-2-5）。

（5）在外侧 4 点或 7 点处，可看到第 4 肋间神经血管束，手术中尽量避开；如果影响假体在腔隙内展开，可能需要处理掉，但手术后乳头感觉会有一定程度的影响。另外，在外侧剥离时，应在前锯肌表面操作。

（6）根据手术前设计决定用哪一类型的双平面技术。注意胸大肌的肌纤维断离必须完整，具体可以参考第七章的"双平面技术"内容（图 7-2-6）。

（7）腔隙剥离完毕后可以用乳房剥离子进去查看腔隙是否符合要求，如果个别未能剥离完整，体外标记好，再用内窥镜进去继续剥离。

（8）腔隙用抗生素冰盐水混合液冲洗，可以把一些烧焦的组织冲洗处理掉，更换手套后置入乳房假体，调整好假体位置，放置引流管，逐层缝合，手术毕包扎固定假体。

三、操作注意点

（1）内窥镜操作必须熟练，层次明确，止血必须彻底，可以采取预止血的方式，即看到血管或估计该处可能有血管，预先电凝血管或用电凝杆钩进去凝。

（2）在剥离胸大肌下段时，注意保留 0.5 cm 长的肌纤维，注意不要损伤肋骨和肋骨膜，否则手术后疼痛非常明显。

（3）内窥镜操作的时间相对较长，手术前应预防性使用抗生素，手术毕适当使用糖皮质激素，以减少组织的反应。

（4）引流管常规放置，内窥镜使用较大的电凝，手术后渗出较多，引流管放置的时间相对长些。

由于操作时用的电凝功率较大，对组织热损伤较明显，有的医生手术后用冰袋冷敷手术区域，笔者则是采用冰盐水冲洗腔隙和冰盐水纱布填塞腔隙两种不同方法，有效地给周围组织降温。

第三节

双平面技术

具体见第七章。

消毒设备

内窥镜设备比较精密，很多器械不可普通高温消毒，比如镜子、冷光源导线、电凝导线；由于是乳房假体植入，也不可使用传统的熏蒸、浸泡消毒，建议所有的器械均采用等离子低温消毒，可以最大限度地保护镜头，延长使用寿命。现在低温消毒的设备也不少，多为进口设备，价格比较昂贵，大型公立医院用得比较多，而民营医疗美容机构手术量相对没那么多，采购大型消毒设备有点浪费，因此，对开展内窥镜手术的医疗美容机构来说，采购性价比高的低温消毒设备无疑是很好的选择。目前，国内生产内窥镜设备和配套低温消毒设备的公司较多，有很多种选择。

一、作用

1. 活性基因的作用　等离子体中含有的大量活性氧离子、高能自由团等成分，极易与细菌、霉菌、芽孢和病毒中的蛋白质、核酸物质发生氧化反应而变性，从而使各类微生物死亡。

2. 紫外线的作用　在激发 H_2O_2 形成等离子体的过程中，伴随着部分紫外线产生，这种高能紫外光子（3.3~3.6 EV）被微生物或病毒中的蛋白质所吸收，致使其分子变性失活。

3. 高速粒子击穿作用　在灭菌实验后通过电镜观察，经等离子体作用后的细菌菌体与病毒颗粒图像，均呈现千疮百孔状，这是由于具有高动能的电子和离子产生的蚀刻和击穿效应所致。

二、应用

1. 金属材料　不锈钢铝、铜、钛等大多数金属材料。

2. 器械类　软硬式内窥镜、内窥镜设备、激光机头、食道扩张器、冷疗探子、动力设备和电池、剃刀机头、超声波探头、光学纤维及起搏线导线、纤维光缆、电子设备和导线、金属器械、玻璃器皿。

3. 非金属材料　玻璃、聚乙烯、乳胶、聚碳酸酯、聚丙烯、硅胶、特富龙、氯丁橡胶、尼龙、聚丙烯、聚苯乙烯、聚氯乙烯。

附：内镜设备及消毒设备的参数和功能介绍

一、内镜设备

1. 内窥镜　超高清 1080P 内窥镜摄像机，CMOS 原生超高清 1080P 晶片，手柄上按键控制功能，8.75 cm（3.5 英寸）触摸屏控制，安装增强图像反差的滤波镜，血管强化功能，消光速度小于 0.1 s。

2. 冷光源 高亮度三基色 LED，触摸屏智能显示，内置散热系统。

3. 显示器 60 cm（24 英寸）超高清 4K 显示器，分辨率高（1920×1080），亮度高，对比度强。

二、低温消毒设备

1. 产品详细参数

（1）产品型号：SQ-D-100。

（2）产品形式：立式。

（3）加热方式：电加热。

（4）功率：3.8 kW。

（5）电源：AC 220 V，50 Hz。

（6）外形尺寸（长 × 宽 × 高）：1075 mm × 780 mm × 1600 mm。

（7）内胆尺寸（长 × 宽 × 高）：700 mm × 430 mm × 360 mm。

（8）有效容积：100 L。

（9）重量：235 kg。

（10）安装环境：5~45℃。

（11）灭菌温度：50℃。

（12）选用灭菌剂：60% ± 2% 过氧化氢（H_2O_2）液。

（13）灭菌时间：45~50 min。

2. 功能

（1）灭菌模式：两个灭菌模式，快速模式 ≤ 30 min，加强模式 ≤ 50 min。

（2）全自动控制系统：液晶屏触摸屏显示 PLC 电路设计，安全可靠；一键式启动至结束，全过程自动完成，显示温度、压力、灭菌时间，系统可以维护升级。

（3）打印机：采用微型打印机，打印出灭菌全过程中每分钟各项数据，可做永久性保存。能够打印记录：程序名称、灭菌日期、灭菌锅次、灭菌起始及结束时间、灭菌过程的压力和温度的变化数据，阶段时间和结束状态等信息，并提供打印样品。

（4）PLC：采用德国西门子 Smart 系列 PLC 控制系统。

（5）显示屏：采用 17.5 cm（7 英寸）彩色触摸屏，通讯速率 ≥ 19.2 Kbps。

（6）显示状态：温度、压力、时间、循环模式，过程阶段和报警信息等，并提供实际界面照片。

（7）U 盘存储功能：盘容量 ≥ 8 GB，能够存储记录 ≥ 100 万次灭菌数据，存储信息包括程序序列号、灭菌日期、灭菌锅次、灭菌起始及结束时间和灭菌过程的压力、温度、阶段时间、结束状态等信息。

（8）生物指示剂培养器：采用微电脑控制的生物指示剂专用恒温培养器，用于灭菌效果监测，全量程范围内 ≤ ± 0.3℃控温精度；温度可自行设置。

（9）压力传感器：内置的压力传感器采用进口传感器，自动检测腔内压力，确保腔内压力的精度控制在有效范围。

（10）温度传感器：内置温度传感器自动检测腔内温度，确保腔内温度保持在50℃±5℃的精确范围之内。

（11）网络连接：设有网络连接端口。

（12）真空系统：采用国产知名厂家真空泵，简单方便，真空速率快，使用寿命长。

（13）抽空控制阀：采用高真空挡板电磁阀控制抽空管路。

（14）油雾过滤器：产品具有排气油雾过滤系统，该系统能够回收油雾，避免油雾进入空气中，并通过泵吸力，使泵油回流到泵内，重复使用减少油耗。

（15）空气过滤器：过滤精度≤0.2μm。

（16）等离子电源：采用晶体管控制电源，功率≤900 W，具有功率输出稳定，频率精确度高等优点。

（17）加注方式：卡匣式加药。

（18）加注量：快速模式1个胶囊，加强模式2个胶囊。胶囊数量记忆功能，具有胶囊恢复功能。

（19）灭菌效果：国内首家可以把腔道类器械从2 m突破到4 m彻底灭菌的厂家。提供省级以上机构有效期内灭菌效果检测报告。

（20）加热系统：采用防爆阻燃型加热系统，温度更加均匀精确，方便快捷。

（21）电磁兼容检测：提供省级以上检测机构电磁兼容检测报告。

（22）多种防护功能：设有过压、欠压、超温、门故障等多重保护功能，并且在液晶显示屏上有故障显示画面，让售后人员更快、更好的处理故障点。

手术实例

（一）案例一

1.基本情况　求美者，女，31 岁，哺乳后双侧乳房萎缩，H 163 cm、W 62 kg，脊柱无侧弯，上胸围 83 cm，下胸围 74 cm；CN 左侧 19.1 cm、右侧 18.8 cm，N-N 18.5 cm，N-IMF 左侧 7.3 cm、右侧 7.1 cm，STPTUP 左侧 2.8 cm、右侧 2.5 cm，STPTIMF 2.0 cm，ASPP 2.9 cm，BW 左侧 14.1 cm、右侧 13.5 cm；其要求比较饱满的罩杯，内窥镜辅助下行腋窝入路 II 双平面假体隆乳手术，植入傲洛拉绚耀 270 cc 乳房假体，手术后外形满意（图 7-5-1~ 图 7-5-6）。

手术前

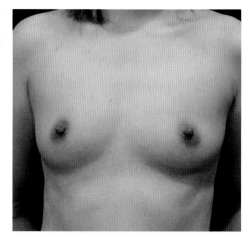

图 7-5-1　术前正位

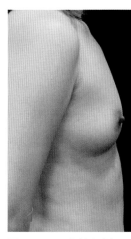

图 7-5-2　术前右侧 90°

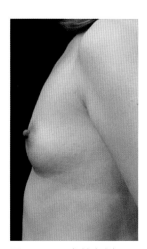

图 7-5-3　术前左侧 90°

手术后

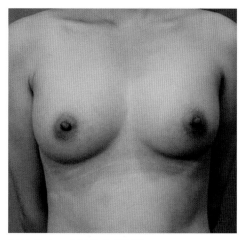

图 7-5-4　术后 3 个月正位

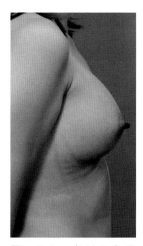

图 7-5-5　术后 3 个月右侧 90°

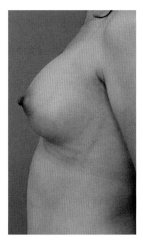

图 7-5-6　术后 3 个月左侧 90°

2. 分析

（1）求美者体型属于肥胖体型，要求手术后乳房罩杯大，手感柔软。

（2）CN 左侧 19.1 cm、右侧 18.8 cm，N-N 18.5 cm，N-IMF 左侧 7.3 cm、右侧 7.1 cm，STPTUP 左侧 2.8 cm、右侧 2.5 cm，STPTIMF 2.0 cm，ASPP 2.9 cm，BW 左侧 14.1 cm、右侧 13.5 cm；选择傲诺拉水滴型乳房假体隆乳适合对 CN 线长的胸型，如果 N-INF>6 cm，则新下皱襞一般只选择离原下皱襞 1 cm 左右，否则手术后可能会出现乳房外观偏下。

（二）案例二

1. 基本情况　求美者，女，27 岁，哺乳后双侧乳房萎缩明显，H 167 cm、W 43 kg，脊柱无侧弯，乳房腺体萎缩明显；上胸围 68 cm，下胸围 65 cm；CN 左侧 16.6 cm、右侧 16.5 cm，N-N 15.5 cm，N-IMF 左侧 2.5 cm、右侧 2.6 cm，STPTUP 左侧 1.6 cm、右侧 1.6 cm，STPTIMF 0.8 cm，ASPP 1.8 cm，BW 左侧 11.5 cm、右侧 11.1 cm；乳晕直径小于 3 cm；内窥镜辅助下行腋窝入路Ⅲ双平面假体隆乳手术，植入娜绮丽水滴型乳房假体 215 cc，术后外形满意（图 7-5-7~ 图 7-5-16）。

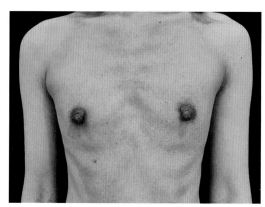

图 7-5-7　术前正位

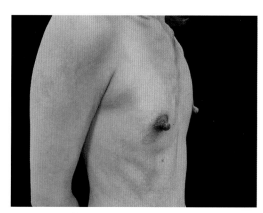

图 7-5-8　术前右侧 45°

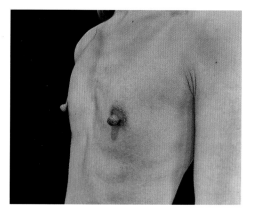

图 7-5-9　术前左侧 45°

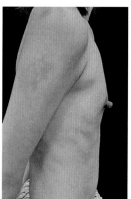

图 7-5-10　术前右侧 90°

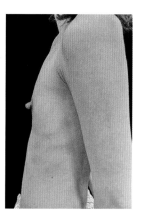

图 7-5-11　术前左侧 90°

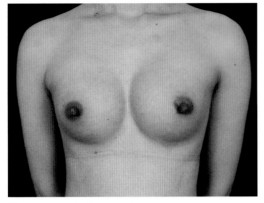

图 7-5-12　术后半年正位

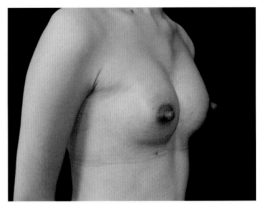

图 7-5-13　术后半年右侧 45°

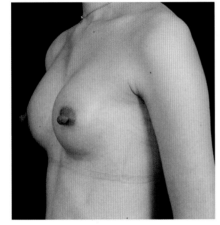

图 7-5-14　术后半年左侧 45°

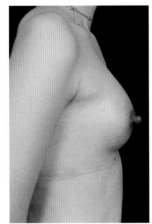

图 7-5-15　术后半年右侧 90°

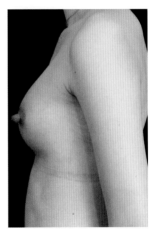

图 7-5-16　术后半年左侧 90°

2. 分析

（1）求美者体型属于瘦高体型，双侧乳腺大部分萎缩，胸大肌在乳头上方 2cm 部分显形。

（2）CN 左侧 16.6 cm、右侧 16.5 cm，N-N 15.5 cm，N-IMF 左侧 2.5 cm、右侧 2.6 cm，STPTUP 左侧 1.6 cm、右侧 1.6 cm，STPTIMF 0.8 cm，ASPP 1.8 cm，BW 左侧 11.5 cm、右侧 11.1 cm；乳晕直径小于 3c m；故采用内窥镜辅助下行腋窝入路Ⅲ双平面假体隆乳手术，在乳头水平下 1 cm 离断胸大肌，保证了胸大肌断端的下部分对乳房假体的覆盖。手术后求美者对乳房形态较满意，手感也较柔软。

（三）案例三

1. 基本情况　求美者，33 岁，H 164 cm、W 63 kg，脊柱无侧弯，左侧乳房较右侧略松弛，左侧乳头低于右侧 1.5 cm；上胸围 85 cm，下胸围 74 cm；CN 左侧 21.1 cm、右侧 19.6 cm，N-N 19.8 cm，N-IMF 左侧 8.3 cm、右侧 7.7 cm，STPTUP 左侧 3.1 cm、右侧 2.9 cm，STPTIMF 2.2 cm，ASPP 3.5 cm，BW 左侧 13.8 cm、右侧 14.1 cm；根据自身要求经腋窝入路行内窥镜辅助下Ⅰ型双平面假体隆乳手术，植入麦格 MM 245 cc 乳房假体，手术后效果满意（图 7-5-17~ 图 7-5-26）。

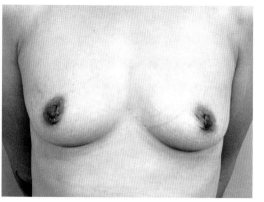
图 7-5-17　术前正位

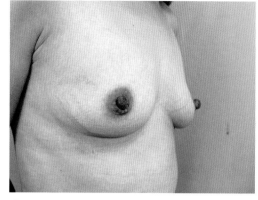
图 7-5-18　术前右侧 45°

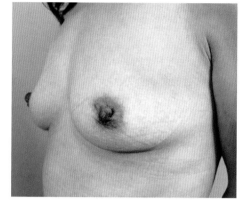
图 7-5-19　术前左侧 45°

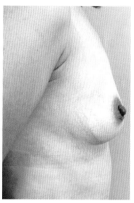
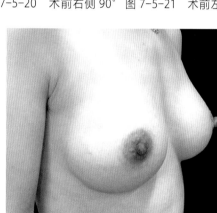
图 7-5-20　术前右侧 90°　图 7-5-21　术前左侧 90°

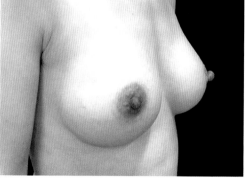
图 7-5-22　术后 1 年正位

图 7-5-23　术后 1 年右侧 45°

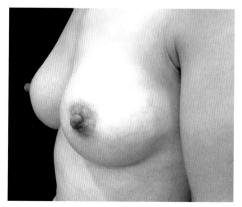
图 7-5-24　术后 1 年左侧 45°

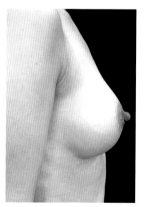
图 7-5-25　术后 1 年右侧 90°

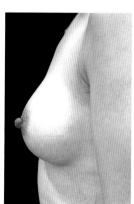
图 7-5-26　术后 1 年左侧 90°

2. 分析

（1）求美者体型属于肥胖体型，自身要求手术后乳房自然，协调。

（2）左侧乳房较右侧略松弛，左侧乳头低于右侧 1.5 cm；离断胸大肌时左侧比右侧高 1 cm 左右，让向上收缩的胸大肌使乳头上移，手术后双侧乳头大致同一水平。

（3）上胸围 85 cm，下胸围 74 cm；CN 左侧 21.1 cm、右侧 19.6 cm，N-N 19.8 cm，N-IMF 左侧 8.3 cm、右侧 7.7 cm，STPTUP 左侧 3.1 cm、右侧 2.9 cm，STPTIMF 2.2 cm，ASPP 3.5 cm，BW 左侧 13.8 cm、右侧 14.1 cm；足够的下极组织覆盖是应用 I 型双平面技术的保证；假体的选择可比测算的体积小，手术后求美者的乳房既不会过于夸张，手感也较柔软。

第八章

特殊类型的假体隆乳术

CHAPTER 8

胸大肌缺损并指综合征

胸大肌缺损并指综合征（Poland 综合征）是一种病因不明的少见病，于 1841 年伦敦的一名医学生 Poland 在做尸体解剖时发现的。多发于男性，一般单侧常见。本病的总体发病率为 1：7000~1：100000，男性比女性发病率高，多影响右侧，曾散发状态；临床上发现的往往都不是很典型的临床表现。

一、临床表现

①胸大肌、胸小肌缺失，甚至累及前锯肌、肋间肌、背阔肌。②同侧乳房发育不全，乳头 - 乳晕复合体发育不良。③腋下区无毛发。④肋骨、肋软骨发育不良或缺失。⑤单侧肢体畸形，表现为并指、短指、缺指。

二、诊断标准

①胸大肌缺失。②同侧乳房发育不良。（图 8-1-1）

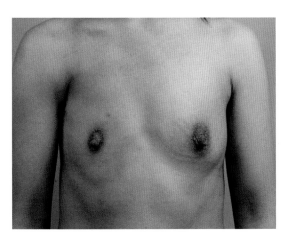

图 8-1-1　右侧胸大、小肌缺失，同侧乳房发育不良

求美者来医院多是因为双侧乳房差异较明显而想了解假体隆乳。对未婚未育的女性，手术医生可能还会重视，对哺乳过的女性，往往会误诊为哺乳后乳腺萎缩不一。如果手术前不做胸部的触诊，往往行腋窝入路切口时找不到胸大肌才发现畸形。

三、治疗

与乳房有关的治疗就是植入大小不一的乳房假体，同期或后期自体脂肪填充皮下层或肌皮瓣乳房重建。

四、手术实例

1. 基本情况　求美者，26 岁，以"哺乳后双侧乳房萎缩程度不一 3 年"为主诉来院就诊。查体见右侧乳房明显较左侧小约 50 cc，皮下脂肪厚约 1.0 cm，左侧 1.7 cm；乳头 - 乳晕复合体正常；未见胸大肌、胸小肌，胸廓无畸形，四肢发育正常。X 线片示心肺正常。

2. 诊断　胸大肌缺损并指综合征。

3. 治疗　假体隆乳。右侧植入圆型乳房假体 260 cc，左侧 200 cc，半年后再行自体脂肪移植填充右侧乳房皮下（可惜求美者拆线后回老家未能继续联系）；二期自体脂肪辅助填充（图 8-1-2~ 图 8-1-11）

手术前

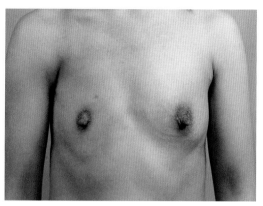

图 8-1-2　术前正位

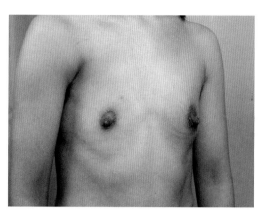

图 8-1-3　术前右侧 45°

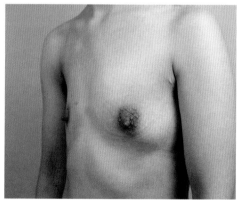

图 8-1-4　术前左侧 45°

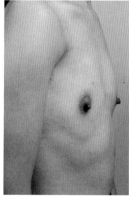

图 8-1-5　术前右侧 90°

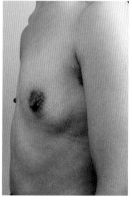

图 8-1-6　术前左侧 90°

手术后

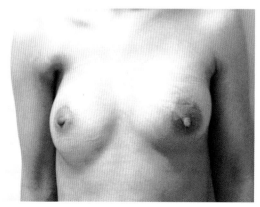

图 8-1-7　术后 7 天正位

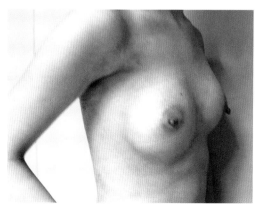

图 8-1-8　术后 7 天右侧 45°

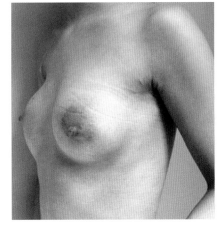

图 8-1-9　术后 7 天左侧 45°

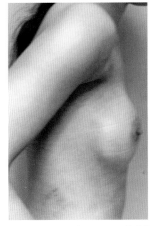

图 8-1-10　术后 7 天右侧
90°

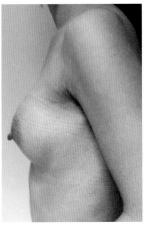

图 8-1-11　术后 7 天左侧
90°

第二节

特纳综合征

1930 年 Ullrich、1938 年 Terner 先后报道了特纳综合征（先天性卵巢发育不全）。本病是由于女性 X 染色体缺失一条所致。

一、临床表现

体型矮小，外形像未成年，面容呆板、智力低下，反应较慢；颈短有蹼，后发迹低；乳房、外生殖器、生殖道发育不良，子宫小，卵巢原始或缺失。

二、诊断标准

① 体型矮小。② 智力低下，反应较慢。③ 染色体检查：45X 缺失。

三、治疗

与乳房有关的治疗是植入乳房假体以达到增大乳房的目的；假体的选择不必按常规测量的定，主要选择圆型假体，体积比正常小 20~60 ml。

四、手术实例

基本情况 患者女性，27 岁，未婚，因双侧乳房较小来院就诊。身高 139 cm，体形如小学生，由其母亲带来，胆小怕生，回答问题反应迟钝。外院染色体检查：45X 缺失。彩超见卵巢缺失，子宫阴道不全。胸部 X 片示无畸形缺失。专科检查：胸廓无畸形，双侧乳房大小基本对称，体积约 150 ml。给予植入圆型乳房假体 200 cc，手术后恢复良好，效果满意，但拒绝来院复查，故未留下影像资料。

管状乳房畸形

管状乳房畸形是在 1976 年由 Rees 和 Aston 首次描述，是累及青少年女性单侧或双侧乳房的罕见畸形，病因不明。主要特征是乳房畸形，表现为乳房发育不全、乳头 - 乳晕复合体疝出；乳房基底缩小，下皱襞过高，限制了腺体组织在乳房下极的分布，乳房呈管状样畸形。求美者往往有自卑等负面情绪。

一、临床表现和分型

Crolleau 等根据乳腺的基底大小、乳房下皱襞的位置、皮肤情况、腺体分布、乳房下垂及乳晕等因素将本病进行分类，共分三型：

（1）Ⅰ型：乳腺内下限腺体发育不全。

（2）Ⅱ型：乳腺内下、外下限组织发育不足。

（3）Ⅲ型：乳腺四个象限发育不全和乳腺收缩。

二、治疗

（1）Ⅰ型管状乳房为轻度，可以用乳房假体来调整，半年后根据外形适当局部自体脂肪填充皮下即可。

（2）Ⅱ型和Ⅲ型为中、重度。主要是矫正乳房下皱襞，重新分布腺体组织。从乳晕入路，在胸大肌表面充分剥离乳房基底，松解原下皱襞到设计的新下皱襞位置，观察腺体组织复位情况，形态满意后用外科缝线将乳腺组织下缘固定在新下皱襞处的胸大肌筋膜上，再在胸大肌后或乳腺后植入适当体积的乳房假体。二期对乳头 - 乳晕复合体复位处理（图 8-3-1）。

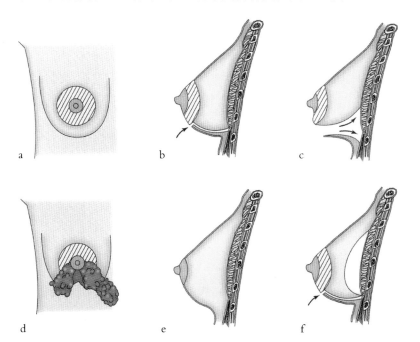

图 8-3-1　管状乳房矫正手术的示意

a. 乳晕周围皮肤环形去表皮。b. 将乳房下半部的皮肤向下方锐性剥离至胸大肌筋膜。c. 进一步向下朝新的乳房下皱襞剥离，然后向上方，沿着乳房浅筋膜深层和胸大肌深筋膜之间的自然平面在乳腺后进行钝性剥离，将乳腺腺体从胸大肌深筋膜上剥离，仅保留上方部分的乳腺组织与胸大肌深筋膜相连。d. 将乳腺腺体从乳晕周围切口中牵拉出来。将牵出来的一半乳腺组织沿中线切开。e、f. 如果必要的话，可以用硅凝胶乳房假体置入进行隆乳手术。

三、手术实例

基本情况　求美者，32岁，以"哺乳后双侧乳腺萎缩畸形6年"为主诉，来院就诊。诊断：①小乳症。②管状乳房（轻度）。给予单纯"假体隆乳术"，手术后外形改善，求美者感觉满意，不接受二期自体脂肪填充（图8-3-2~图8-3-11）。

手术前

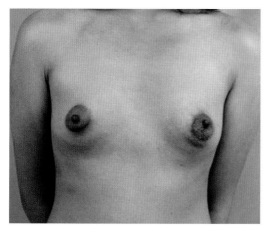

图 8-3-2　术前正位

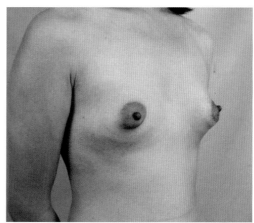

图 8-3-3　术前右侧 45°

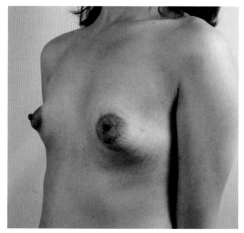

图 8-3-4　术前左侧 45°

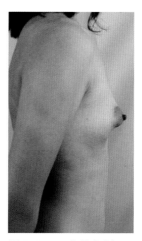

图 8-3-5　术前右侧 90°

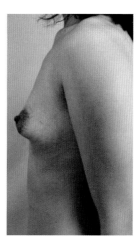

图 8-3-6　术前左侧 90°

手术后

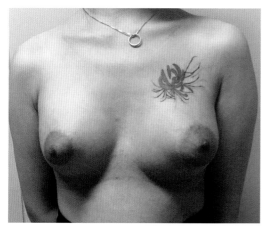

图 8-3-7　术后半年正位

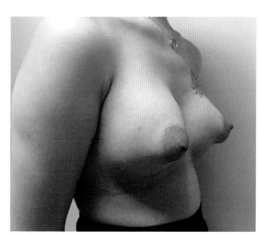

图 8-3-8　术后半年右侧 45°

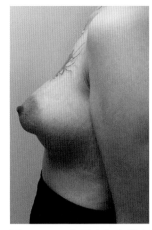 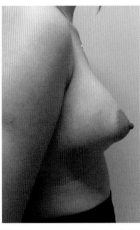 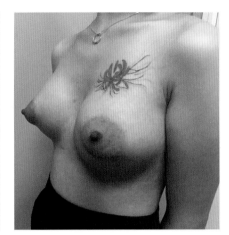

图 8-3-9　术后半年左侧 90°　图 8-3-10　术后半年右侧　图 8-3-11　术后半年左侧 45°
　　　　　　　　　　　　　　　　　　　　　　90°

第四节

双侧乳房大小不一

双侧乳房大小不一是很常见的，特别是哺乳后的女性，一般两侧乳房体积差异大于 50 ml 以上外形才较明显。对于未育的女性，原因可能是先天发育不良（图 8-4-1、图 8-4-2），也可能是青春期前乳腺手术后造成青春期乳房不发育或发育不良（图 8-4-3、图 8-4-4），还有就是乳房畸形或是肥胖；对于已育的女性，可能是哺乳的时候双侧乳房哺乳时间长短不一造成停止哺乳后双侧乳腺萎缩程度不一样（图 8-4-5~ 图 8-4-7）。假体隆乳手术后出现的两侧乳房大小不一情况主要有手术后出现不同程度的包膜挛缩（图 8-4-8、图 8-4-9）。

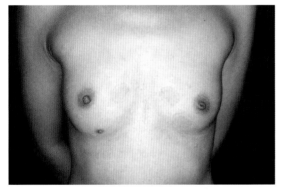

图 8-4-1　青春期两侧乳房发育不对称

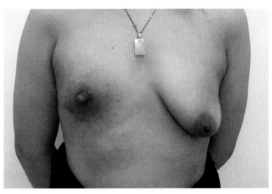

图 8-4-2　先天性右侧乳房不发育

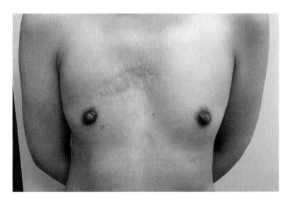

图 8-4-3　乳房血管瘤切除术后局部乳房发育不良

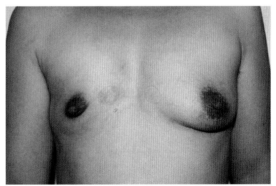

图 8-4-4　青春期前乳房肿物切除后发育不良

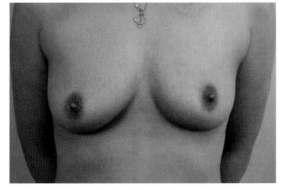

图 8-4-5　双侧乳房哺乳后轻度萎缩下垂

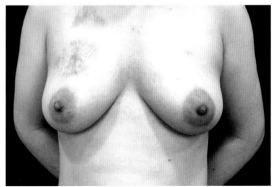

图 8-4-6　双侧乳房哺乳后中度下垂

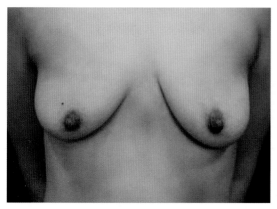

图 8-4-7 双侧乳房哺乳后不对称下垂

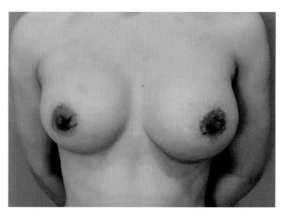

图 8-4-8 右侧 3 度包膜挛缩致两侧乳房大小不一

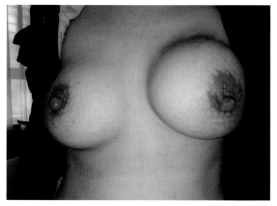

图 8-4-9 左侧 4 度包膜挛缩致两侧乳房大小不一

一、临床表现

双侧乳房体积不一样，乳房皮肤松弛程度、弹性不一样，甚至是双侧乳房萎缩的象限不一样。

二、处理

1. 未育者 一般皮肤弹性还不错，可以选择不同凸度或不同体积的乳房假体。

2. 已育者 根据双侧乳房大小、皮肤弹性、松弛程度来定方案。如果单纯的大小不一，可以用假体来调整；如果皮肤弹性、松弛差异较明显，可能除了放置假体还必须处理乳房松弛的皮肤。

3. 对手术后效果要求较高者 除了上述两种处理方法外，还可以在手术后半年于乳房皮下填充自体脂肪。

总之，不管用什么方法，手术后双侧的乳房均不可能一模一样，手感也不可能一样，这点必须向求美者告知，以减少不必要的纠纷。

三、手术实例

基本情况 求美者，22 岁，未婚未育，双侧乳房大小不一，左右体积相差 50 ml（50 cc）左右，给予傲诺拉闪耀系列 M+ 乳房假体（左侧 300 cc、右侧 250 cc）。手术后形态满意，双侧乳房大小接近（图 8-4-10~ 图 8-4-19）。

手术前

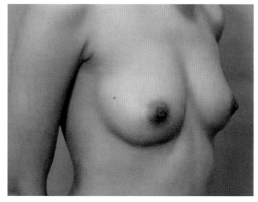

图 8-4-10　术前正位

图 8-4-11　术前右侧 45°

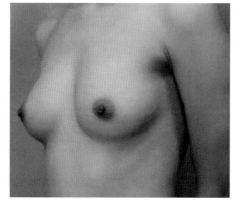

图 8-4-12　术前左侧 45°

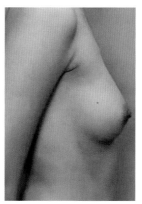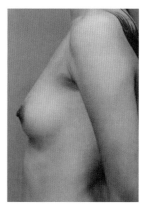

图 8-4-13　术前右侧 90°　　图 8-4-14　术前左侧 90°

手术后

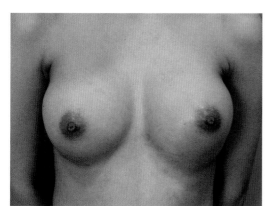

图 8-4-15　术后 1 个月正位

图 8-4-16　术后 1 个月右侧 45°

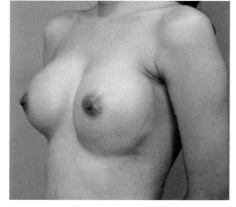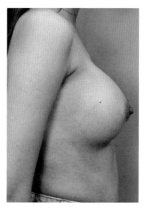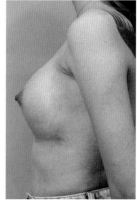

图 8-4-17　术后 1 个月左侧 45°　　图 8-4-18　术后 1 个月　　图 8-4-19　术后 1 个月
　　　　　　　　　　　　　　　　　　　　　　右侧 90°　　　　　　　　　左侧 90°

下垂乳房

哺乳后乳房均会有不同程度的松弛、下垂，根据下垂程度的不同应用不同的矫正方法。由于许多求美者担心垂乳矫正手术后外露在乳房皮肤的手术瘢痕，所以可以用乳房假体来矫正乳房的下垂，当然手术后乳房的形态肯定不如垂乳矫正手术，只是在一定程度上矫正乳房下垂。下垂乳房应用乳房假体矫正如果方法选择不当，手术后可能会出现"双峰乳"或"瀑布乳"。

一、乳房下垂的分度

关于乳房下垂的分度（图 8-5-1、图 8-5-2）：

1. **1 度（轻度）**　乳头在乳房下皱襞水平，但在乳房下极腺体和皮肤的轮廓线上方。

2. **2 度（中度）**　乳头在乳房下皱襞水平以下，但仍在乳房下极腺体和皮肤的轮廓线上方。

3. **3 度（重度）**　乳头在乳房下皱襞水平以下，且在乳房下极腺体和皮肤的轮廓线以下。

4. **腺性下垂**　乳头在乳房下皱襞水平以上，但是乳房垂在下皱襞水平以下。

5. **假性下垂**　乳头在乳房下皱襞水平以上，乳房发育不良，垂在下皱襞水平以下。

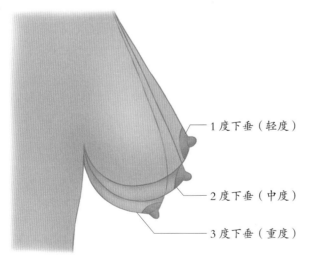

图 8-5-1　乳房下垂的分度

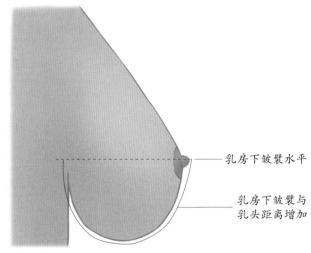

图 8-5-2　乳房假性下垂

二、处理

1. 1 度　对 1 度的下垂伴乳房体积较小的可以行假体隆乳手术。如果乳房体积尚可，不愿接受假体的，可以在乳晕上行新月形乳房悬吊术。新月形环乳晕乳房悬吊术适应症是乳头 - 乳晕复合体直径大于 35~40 mm、需要提升的高度不超过 25~30 mm 的乳房下垂求美者。这种方法依据的原则是确定去除的皮肤量以尽量避免切口的张力、瘢痕增生和重力的作用使乳晕扩大。手术后必要的预防瘢痕增生非常重要，国人是非常在意乳房外露的瘢痕的。如果是同期植入假体的，在设计新月形环乳晕乳房悬吊术时，切除的皮肤和悬吊的高度应略保守一些（图8-5-3）。

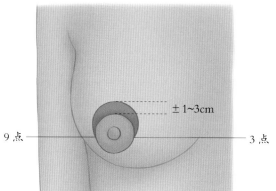

图8-5-3　乳晕上缘新月形皮肤切除

2.2度　对2度的可以行新月形乳房悬吊术或双环法垂乳矫正法。如果求美者无法接受乳房皮肤外露的瘢痕，可以用乳房假体植入，但手术前适应证的选择非常重要，还要向求美者解释手术后的效果，取得本人的理解方可用乳房假体来改善乳房的下垂。

3.3度　对3度（重度）的下垂最佳的方法是垂乳矫正手术，常用的是垂直法（棒棒糖切口）。

注意新月形乳房悬吊术或双环法垂乳矫正法同期行假体隆乳手术，手术后乳晕区域组织张力较大，切口下脂肪容易液化，影响组织、切口的恢复，必须引起足够重视，适当控制组织的张力。

三、假体隆乳矫正乳房下垂

1.适应证　①乳房的皮肤弹性正常。②有一定的腺体组织，一般大于1cm以上。③可以理解手术后效果只是改善而无法彻底矫正下垂。④无法接受一般垂乳矫正手术术后形成的外露瘢痕。⑤轻中度的乳房下垂。

2.方法　假体植入的层次在胸大肌后，不赞成放置在乳腺后。因为假体放在这个层次手术后会加快乳房下垂的速度（图8-5-4、图8-5-5）；腋窝入路盲视下的方法所选的假体

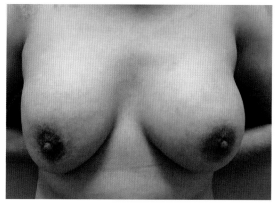

图8-5-4　乳房下垂

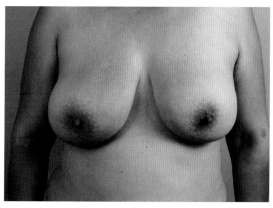

图8-5-5　乳房下垂

是高凸水滴型乳房假体，内窥镜辅助下行双平面技术的方法所选的假体是中、高凸的水滴型乳房假体，采用Ⅰ或Ⅱ型双平面法处理胸大肌。对乳房皮下组织较薄者可以在手术后 6 个月辅助行自体脂肪填充。

四、手术实例

（一）案例一

基本情况　求美者，33 岁，以"产后两侧乳房萎缩下垂不一 7 年"为主诉来院求诊。右侧乳房轻度下垂，左侧近中度下垂，两侧乳房上极萎缩较明显，使用麦格 410MF 255 cc 乳房假体，放置在胸大肌后层次。手术后右侧乳房过度剥离，出现轻度双泡畸形，求美者对手术效果满意（图 8-5-6~ 图 8-5-15）。

手术前

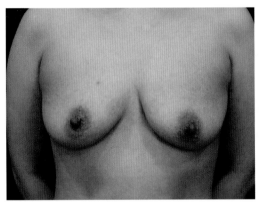

图 8-5-6　术前正位

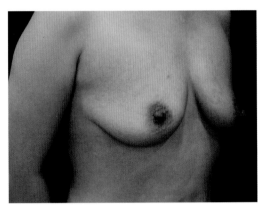

图 8-5-7　术前右侧 45°

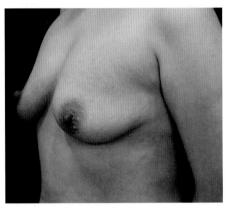

图 8-5-8　术前左侧 45°

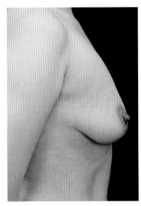

图 8-5-9　术前右侧 90°

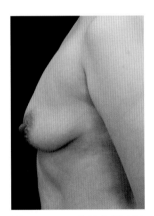

图 8-5-10　术前左侧 90°

手术后

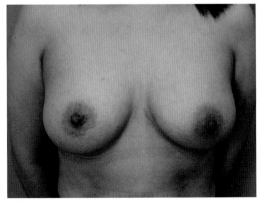

图 8-5-11　术后半年正位

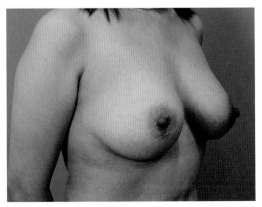

图 8-5-12　术后半年右侧 45°

手术后

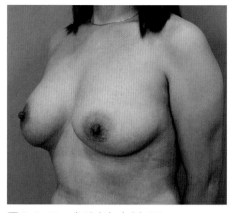
图 8-5-13　术后半年左侧 45°

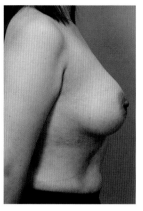
图 8-5-14　术后半年右侧 90°

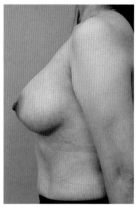
图 8-5-15　术后半年左侧 90°

（二）案例二

基本情况　求美者，44 岁，以"产后两侧乳房萎缩下垂不一 21 年"为主诉来院就诊。双侧乳房中度下垂，右侧乳房皮肤及腺体均比左侧松弛，弹性更差。建议其行"垂乳矫正术——垂直切口法"，其难以接受手术后外露的切口瘢痕，对单纯行假体隆乳手术的手术后效果接受。给予胸大肌后内窥镜下行双平面假体隆乳手术植入曼托水滴型乳房假体280 cc。手术后效果其非常满意（图 8-5-16~ 图 8-5-25）。

手术前

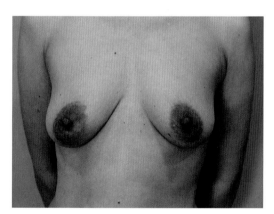
图 8-5-16　术前正位

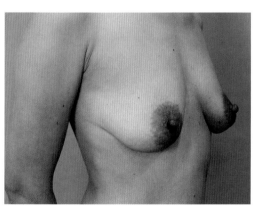
图 8-5-17　术前右侧 45°

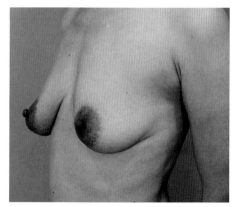
图 8-5-18　术前左侧 45°

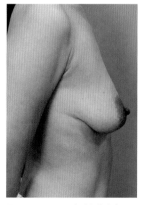
图 8-5-19　术前右侧 90°

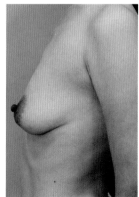
图 8-5-20　术前左侧 90°

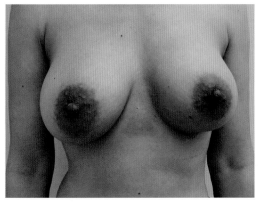

图 8-5-21 术后 3 个月正位

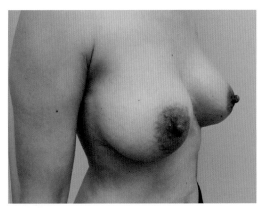

图 8-5-22 术后 3 个月右侧 45°

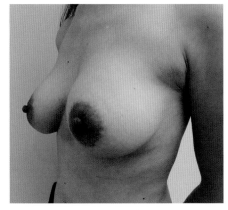

图 8-5-23 术后 3 个月左侧 45°

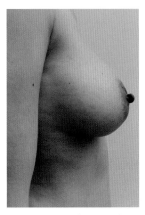

图 8-5-24 术后 3 个月
右侧 90°

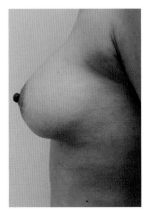

图 8-5-25 术后 3 个月
左侧 90°

（三）案例三

基本情况 求美者左侧乳房中度下垂，右侧轻—中度下垂，左侧乳房皮肤松弛较右侧 2 cm，弹性较差，皮下组织厚度小于 1 cm。手术前沟通，求美者强烈反对乳房外露瘢痕，接受手术后两侧乳房形态的差异，给予单纯假体隆乳手术矫正乳房下垂，使用麦格 410 MF 255 cc 乳房假体。手术后右侧效果满意，左侧出现双泡畸形，效果较不满意，考虑后期修复，调整乳房假体的位置（图 8-5-26~图 8-5-35）。

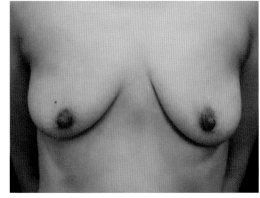

图 8-5-26 术前正位

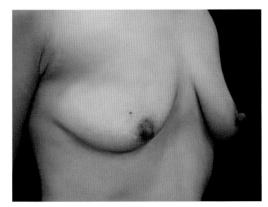

图 8-5-27 术前右侧 45°

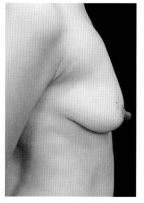
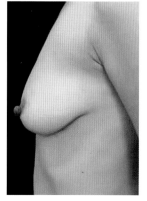

图 8-5-28　术前左侧 45°　　　图 8-5-29　术前右侧 90°　图 8-5-30　术前左侧 90°

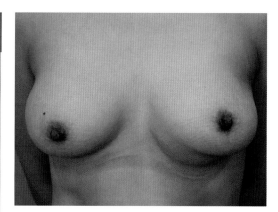
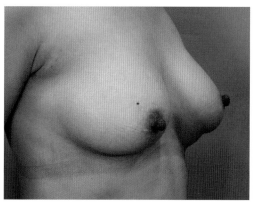

图 8-5-31　术后 3 个月正位　　　图 8-5-32　术后 3 个月右侧 45°

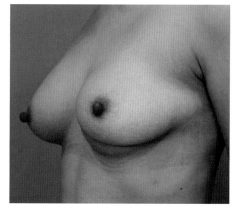
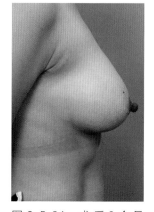
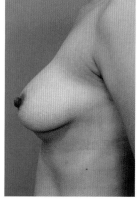

图 8-5-33　术后 3 个月左侧 45°　　图 8-5-34　术后 3 个月　图 8-5-35　术后 3 个月
　　　　　　　　　　　　　　　　　　　右侧 90°　　　　　　左侧 90°

开胸手术后的乳房

一、概述

　　求美者行开胸手术的有先天性心脏病（图8-6-1、图8-6-2）、肺部肿瘤、胸椎骨折固定或肿瘤切除、先天性脊柱侧弯（图8-6-3~图8-6-5）。如果在胸腔镜下操作，切口较小；如果是先天性心脏病的手术，则在胸骨旁左侧劈开进入；如果是肺部直视下手术，则需要切除一根肋骨。对于这类求美者一定要慎重，因为这时乳房后组织层次已经不是正常的层次，操作不慎易进入胸腔造成气胸，触碰到胸骨旁的血管极易出现难以控制的出血。手术的入路多采用乳晕、下皱襞，也可腋窝入路内窥镜辅助下操作；当分离到原手术进胸腔的部位时需注意电刀操作离胸壁要多留出 0.5 cm 以上，以避免气胸的发生。

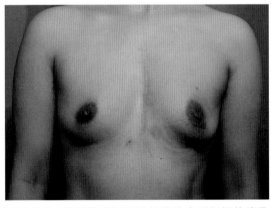

图 8-6-1　先天性室间隔缺损修补术后行假体隆乳术前

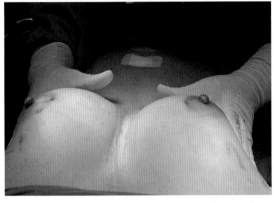

图 8-6-2　先天性室间隔缺损术后行假体隆乳术后即刻

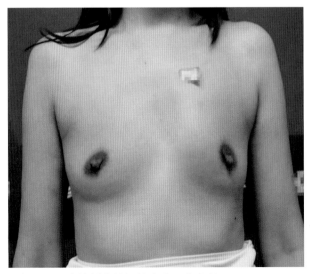

　图 8-6-3　脊柱侧弯的假体隆乳手术术前

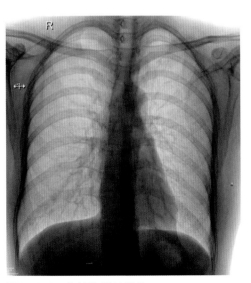

图 8-6-4　术前胸部 X 线片

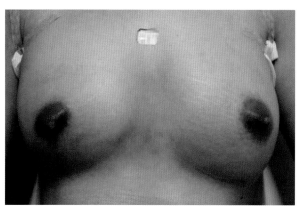

图 8-6-5　术后 7 天

　　笔者在 2009 年为一例肺部手术后的女性求美者做假体隆乳手术时采用腋窝入路盲视下操作，手术后很担心气胸，因此，笔者不主张盲视下操作。

二、手术实例

　　基本情况　求美者，36 岁，3 年前因左肺癌行"左肺癌根治手术"（无切除肋骨）。手术后定期复查，病情稳定，无放、化疗，征得肿瘤科医生意见，可以接受"假体隆乳手术"，给予曼托圆型毛面中凸 225 cc 乳房假体，盲视下放置于胸大肌后层次。手术过程顺利，手术后效果较满意（图 8-6-6~ 图 8-6-9）。

手术前

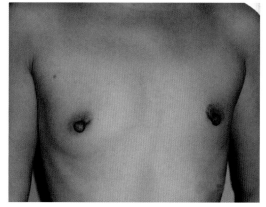

图 8-6-6　术前正位

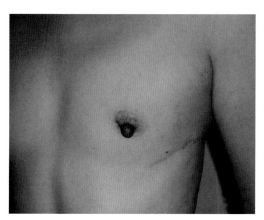

图 8-6-7　术前左侧 45°

手术后

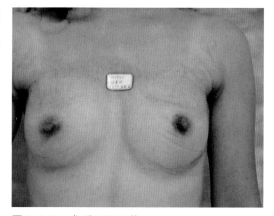

图 8-6-8　术后 9 天正位

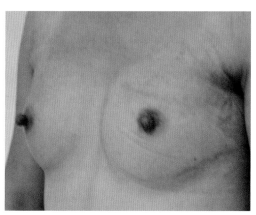

图 8-6-9　术后 9 天左侧 45°

胸部烧伤后的乳房

胸部烧伤后导致的乳房畸形在整形外科还是挺多见的。如果患者在青春期发育前深Ⅱ度烧伤，由于胸部皮肤瘢痕的束缚，乳房的发育肯定受影响，造成乳房的外形不正常，或乳腺发育不全而影响哺乳功能（图8-7-1~图8-7-3）；如果患者是在青春期发育后烧伤，由于乳腺发育已经结束，影响的只是乳房的外形，如果乳头不受瘢痕的影响，那正常的哺乳功能还是保留的，下面的手术案例就属于这种情况的。

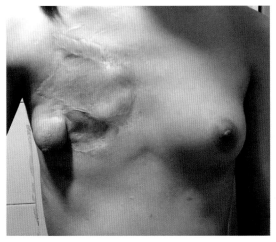

图 8-7-1　右侧胸部严重烧伤后乳腺组织

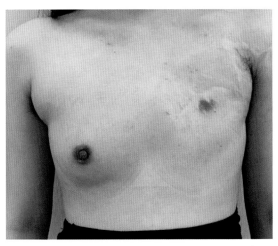

图 8-7-2　左侧胸部烧伤后残留的乳房正位

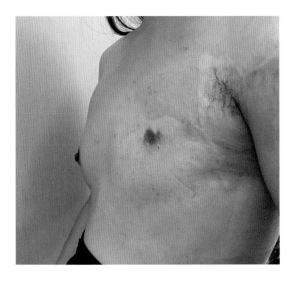

图 8-7-3　左侧胸部烧伤后残留的乳房侧位

一、治疗

（1）烧伤后乳房的全部或部分缺失，则必须做乳房的再造手术。

（2）深Ⅱ度、Ⅲ度的烧伤造成整个乳房严重瘢痕形成，根据乳房的具体情况决定是否行再造手术。如果瘢痕不是主要在乳房区域，对乳房皮肤牵扯不是很明显，可以考虑行乳房假体隆乳手术。

（3）Ⅰ度、浅Ⅱ度的烧伤，形成的瘢痕相对较表浅，如果乳腺和乳房皮肤可以手捏提起来，则可行正常的假体隆乳手术，还可以手术后辅助自体脂肪填充。

二、乳房假体的选择及术式

考虑到烧伤后形成的瘢痕对乳房皮肤及皮下组织的活动度影响比较大，假体对周围组织的支撑性会受影响，可以选择水滴型、圆型低凸度乳房假体，技术熟练的医师可以选用内窥镜下双平面技术隆乳手术。

三、手术实例

基本情况　求美者，19岁时因烧烫伤致双侧胸部瘢痕形成，以乳房上极和下极较明显，乳房区域局部瘢痕表浅，正常哺乳后双侧乳房萎缩、松弛；乳房皮肤活动度尚可。给予曼托圆型 M+ 225 cc 乳房假体，胸大肌后间隙植入。手术后求美者自觉乳房偏小，计划半年后自体脂肪皮下填充（图 8-7-4~ 图 8-7-13）。

手术前

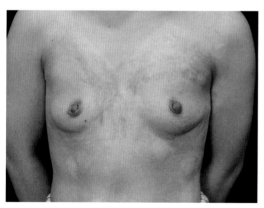

图 8-7-4　术前正位

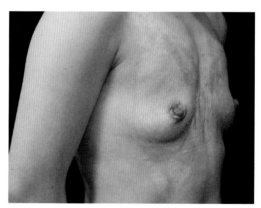

图 8-7-5　术前右侧 45°

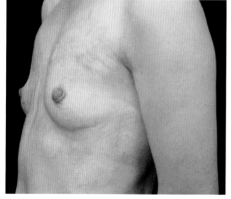

图 8-7-6　术前左侧 45°

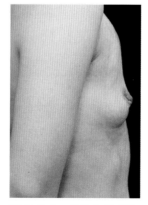

图 8-7-7　术前右侧 90°

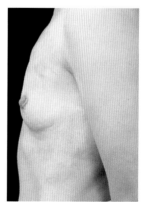

图 8-7-8　术前左侧 90°

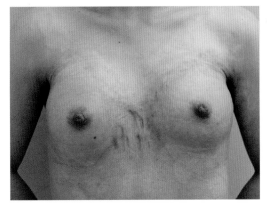

图 8-7-9　术后 7 天正位

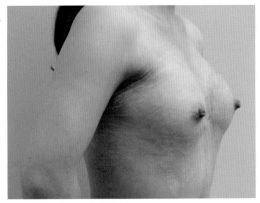

图 8-7-10　术后 7 天右侧 45°

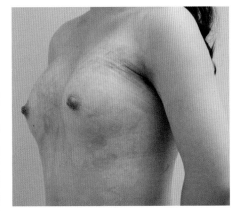

图 8-7-11　术后 7 天左侧 45°

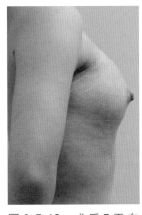

图 8-7-12　术后 7 天右侧 90°

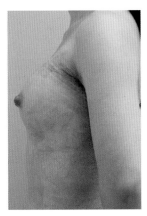

图 8-7-13　术后左侧 90°

第八节

多乳症

多乳症是指胸壁皮肤上有一个以上含乳头和腺体组织的乳房，一般一侧胸壁有两个的多见，超过两个的极为罕见；外形上一侧胸部有一大一小两个乳房，大的那个乳房大致比对侧正常的小些；大的乳房可以正常泌乳，小的乳房不能泌乳或仅可挤出少量液体（图 8-8-1~ 图 8-8-4）。

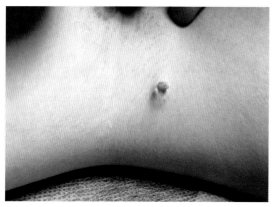

图 8-8-1　右侧腋中线异位乳头

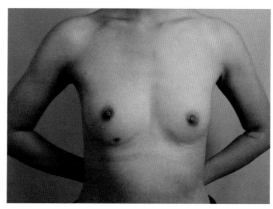

图 8-8-2　右侧下皱襞异位乳头

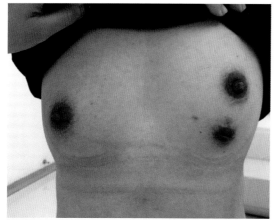

图 8-8-3　左侧异位乳头

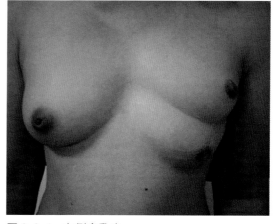

图 8-8-4　左侧多乳房

（1）如果求美者欲行假体隆乳手术，一般是以大乳房为基底，切除小乳房，如果大乳房的乳头和对侧高低差别明显，手术后两侧乳房形态也会有所差异，手术前必须告知；如果手术后对乳头位置高低差异明显较在意的，可以酌情给予乳头位置的移位调整，具体可以参考垂乳的乳头位置整形。

（2）如果多乳房的各个乳房均有独立的乳头 - 乳晕复合体和乳腺，则建议切除离正常侧较远的乳房，保留和正常侧乳头水平接近的乳房，切除部分做病理检查，二期根据情况做乳房假体或背阔肌皮瓣乳房再造。

注射隆乳后的乳房

一、概述

在国内，假体隆乳大发展之前曾经历了近 10 年的注射隆乳。注射隆乳的材料是亲水性聚丙烯酰胺水凝胶，有乌克兰生产的英捷尔法乐（音译）和国产的奥美定两种产品。这两种产品在国内都合法使用，但由于监管不严等一些原因，出现太多的注射后并发症，2004 年被国家食品和药品监督管理局发文禁止使用（图 8-9-1~ 图 8-9-4）。

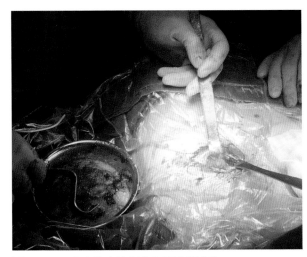

图 8-9-1　术中取出注射物和积血混合物

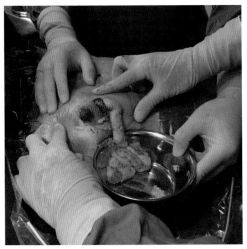

图 8-9-2　术中浓稠的注射物

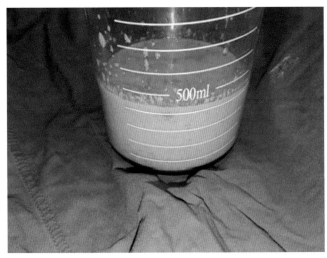

图 8-9-3　取出的糊状注射物

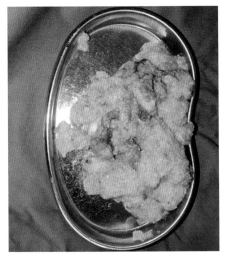

图 8-9-4　取出的果冻样注射物

奥美定在当时被称为"人造脂肪"而风靡全国，据不完全统计，至少有上百万女性接受注射；注射后主要的并发症是疼痛、感染、材料移位、对周围组织的侵袭、心理焦虑，也有发生癌变等。

求美者由于某种原因要求取出注射材料，可又顾虑取出材料后乳房变得很小，心理上无法接受，往往要求在取出注射材料后同时植入乳房假体，是不是可以呢？笔者的观点是手术前先行乳房 MRI，看看注射材料的层次、范围和对周围组织的侵蚀情况再定同期还是分期做手术。早期正规机构注射的，一般都注射在乳腺后间隙，注射物如果包裹完整，就像个乳房假体一样。但无论手术前 MRI 显示注射层次如何单一，个人都不主张用抽吸的方法取注射材料，而是应该在直视下尽量多得取出注射物。如果注射物硬结太靠近皮肤，估计取掉硬结后会形成局部凹陷，严重影响乳房外形美观，在征得求美者同意后可以部分保留。

（1）如果求美者乳房的外形良好，没有感染、积液和硬结，MRI 示注射材料局限，对周围组织无明显侵蚀，可以取出注射材料，彻底冲洗腔隙，再在胸大肌后植入合适的乳房假体（图 8-9-5）。

（2）如果 MRI 示乳腺散在注射硬结，胸大肌基本不累及，可以把乳腺的硬结去除，太小的硬结可以保留或用小止血钳捅破硬结包膜囊，挤出注射物彻底冲洗干净后，于胸大肌后植入合适的乳房假体，手术后必须放置负压引流。

（3）如果乳腺或邻近组织感染、积液（血）、MRI 示注射物腐蚀周围组织较明显、注射物和乳腺组织硬化在一起，但胸大肌、胸小肌影响较小的，建议先尽量清除注射物，半年后再根据恢复情况胸大肌后植入乳房假体（图 8-9-6~ 图 8-9-8）。

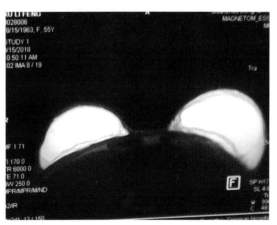

图 8-9-5　双侧乳房 MRI 图像：显示胸大肌、胸小肌受注射物侵蚀严重

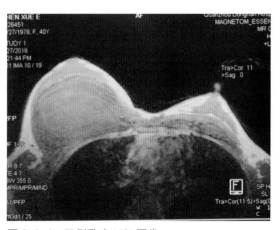

图 8-9-6　双侧乳房 MRI 图像

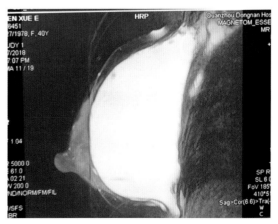

图 8-9-7　右侧乳房 MRI 图像

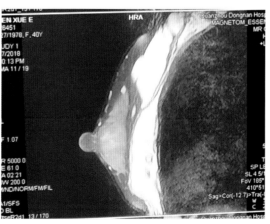

图 8-9-8　左侧乳房 MRI 图像

（4）如果 MRI 示注射物和乳腺、肌肉包裹硬化较严重，预计去除注射物后剩余胸大肌、乳腺的厚度小于 1 cm，手术后假体覆盖厚度不足的，不建议再放置假体。

（5）如果患侧肿胀明显且伴有感染，则应打开减压，视情况尽量取出注射物，不可在任何层次放置乳房假体，手术后腔隙用抗生素盐水反复冲洗直至干净，放置引流（图 8-9-9~ 图 8-9-11）。

（6）患者强烈反对再植入假体的，只需尽量清除注射物。

（7）如果求美者手术前的乳房有中、重度下垂，不建议取出注射物后同期行下垂矫正手术。

（8）个人经验：注射物取出后放置引流管，建议放置稍粗的硅胶引流管，而不用前文所说的密闭引流系统十字引流管，残留的注射物很容易堵住管道，禁止使用输液器当引流管。

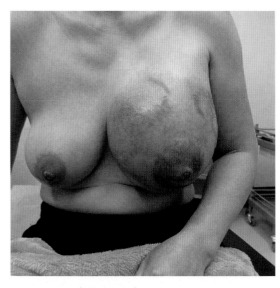

图 8-9-9　左侧注射隆乳术后感染

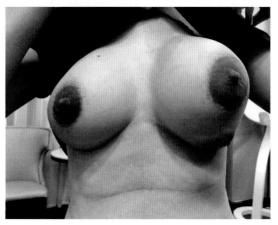

图 8-9-10　注射隆乳术后左侧乳房肿胀变大

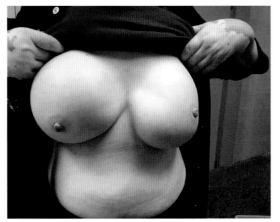

图 8-9-11　注射隆乳术后右侧乳房肿胀变大

二、手术实例

（一）案例一

基本情况　求美者 15 年前在某诊所行"注射隆乳手术"，手术后哺乳 3 次，半年前右侧乳房突然肿胀变大，在当地做彩超示右侧乳房积液，特来求诊。见右侧乳房明显肿大，波动感明显，皮温正常。

手术前 MRI 示右侧乳房填充材料扩散明显，胸大肌、乳腺受侵袭明显，腔隙内积液；左侧注射物包裹乳腺和部分胸大肌。给予从乳晕入路清除积液及注射物，右侧注射物已侵袭乳腺、胸大肌明显，部分已达肋骨膜，胸骨旁见多粒注射物形成的包块，清除大部分注射物后，取部分组织行病理检查，示炎性肉芽增生为主（图 8-9-12~ 图 8-9-21）。一年后再行双侧乳房 MRI 示双侧乳腺及乳腺后部分注射物残留。给予清除残余注射物，娜绮丽水滴型乳房假体 MM 245 cc 植入，手术后恢复良好，效果满意（图 8-9-22~ 图 8-9-36）。

第一次手术前

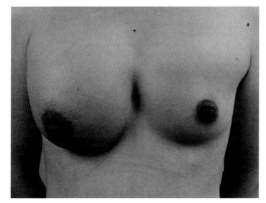

图 8-9-12　术前正位

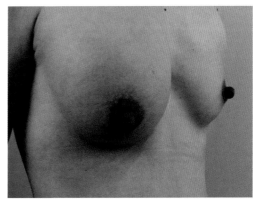

图 8-9-13　术前右侧 45°

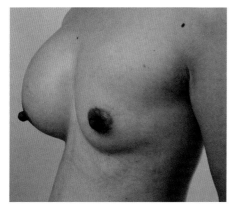

图 8-9-14　术前左侧 45°

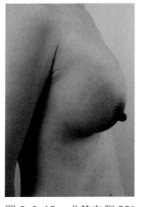

图 8-9-15　术前右侧 90°

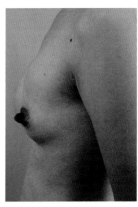

图 8-9-16　术前左侧 90°

第一次手术后

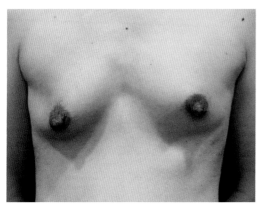

图 8-9-17　术后 1 年正位

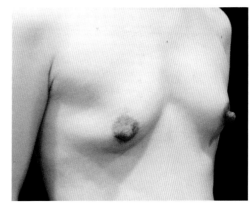

图 8-9-18　术后 1 年右侧 45°

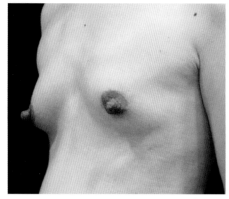

图 8-9-19　术后 1 年左侧 45°

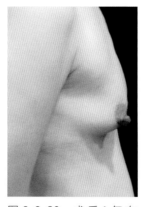

图 8-9-20　术后 1 年右侧 90°

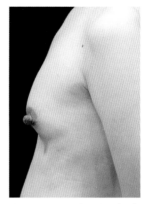

图 8-9-21　术后 1 年左侧 90°

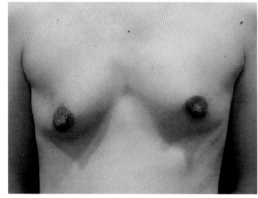

图 8-9-22　假体隆乳术前正位

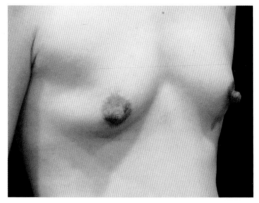

图 8-9-23　假体隆乳术前右侧 45°

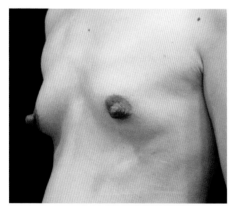

图 8-9-24　假体隆乳术前左侧 45°

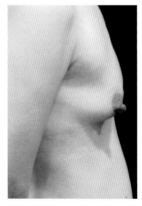

图 8-9-25　假体隆乳术前右侧 90°

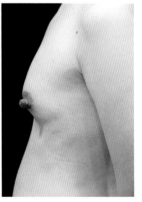

图 8-9-26　假体隆乳术前左侧 90°

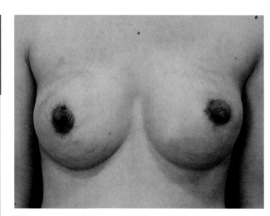

图 8-9-27　术后 7 天正位

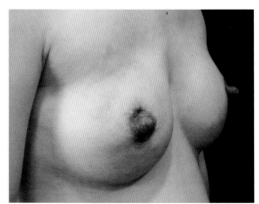

图 8-9-28　术后 7 天右侧 45°

140

第二次手术后

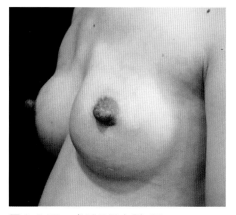

图 8-9-29　术后 7 天左侧 45°

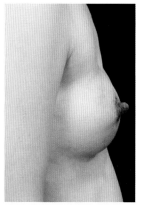

图 8-9-30　术后 7 天右侧 90°

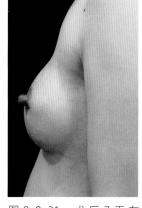

图 8-9-31　术后 7 天左侧 90°

第二次手术后

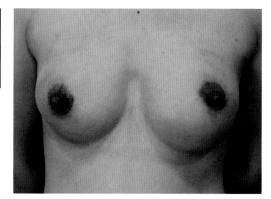

图 8-9-32　假体隆乳术后半年正位

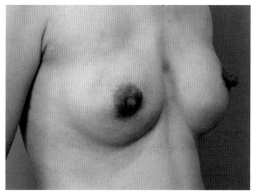

图 8-9-33　假体隆乳术后半年右侧 45°

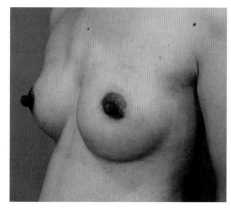

图 8-9-34　假体隆乳术后半年左侧 45°

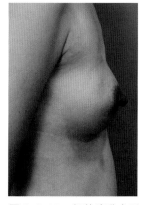

图 8-9-35　假体隆乳术后半年左侧 90°

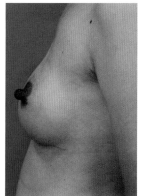

图 8-9-36　假体隆乳术后半年左侧 90°

（二）案例二

基本情况　求美者 43 岁，20 多年前在当地美容院行"注射隆乳手术"，手术后近 20 年无异常，近 3 年来反复自觉双侧乳房胀痛明显，行乳房 MRI 检查示注射物主要集中在乳腺后间隙，乳腺及胸大肌、胸小肌散在注射物硬结，其中部分肌肉组织受侵袭，给予清除乳腺后注射物，乳腺及胸大肌较大硬块取出，保护好肋骨膜，清洗腔隙后见乳房中心凹陷较明显，皮下厚度约 1 cm，没有同期植入乳房假体。恢复后半年于胸大肌后用双平面法植入麦格毛面圆型 120 系列乳房假体 260 cc，同期皮下注射自体脂肪，手术后乳房形态佳，求美者满意（图 8-9-37~ 图 8-9-56）。

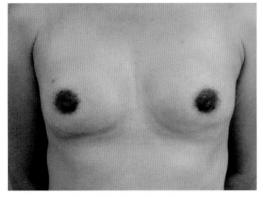
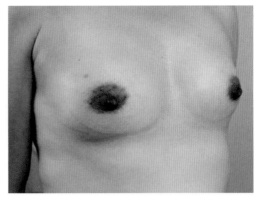

图 8-9-37　注射物取出术前正位　　　　　　图 8-9-38　注射物取出术前右侧 45°

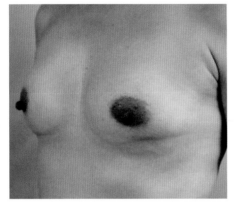
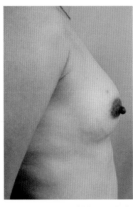
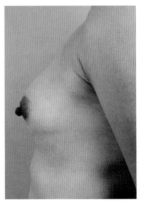

图 8-9-39　注射物取出术前左侧 45°　　　图 8-9-40　注射物取出术　　图 8-9-41　注射物取出术
　　　　　　　　　　　　　　　　　　　　　　　　前右侧 90°　　　　　　　　前左侧 90°

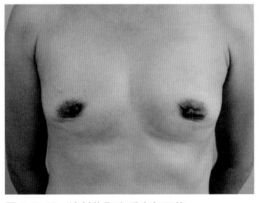
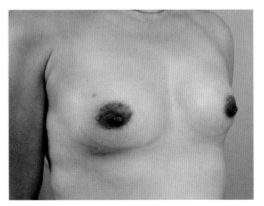

图 8-9-42　注射物取出后半年正位　　　　　图 8-9-43　注射物取出后半年右侧 45°

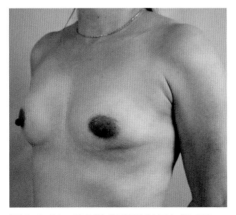
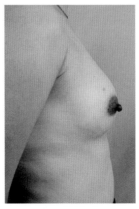
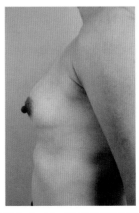

图 8-9-44　注射物取出后半年左侧 45°　　图 8-9-45　注射物取出后　　图 8-9-46　注射物取出后
　　　　　　　　　　　　　　　　　　　　　　　　半年右侧 90°　　　　　　半年左侧 90°

手术前

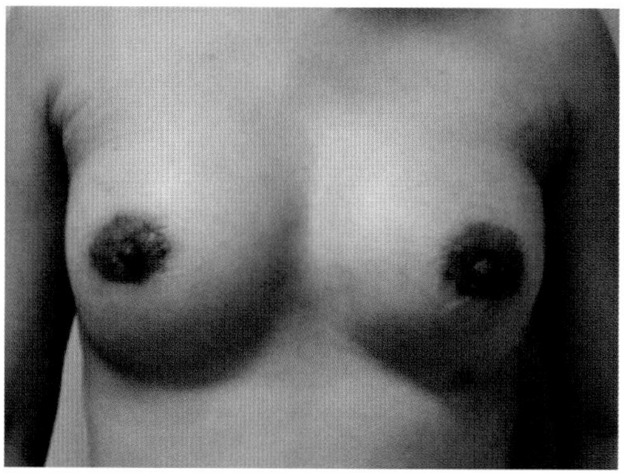

图 8-9-47　术后 7 天正位

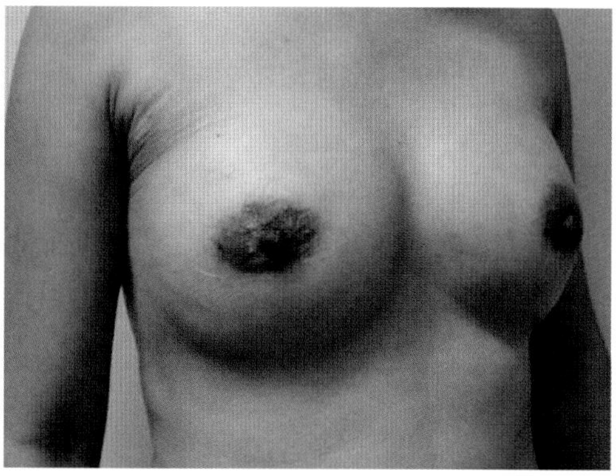

图 8-9-48　术后 7 天右侧 45°

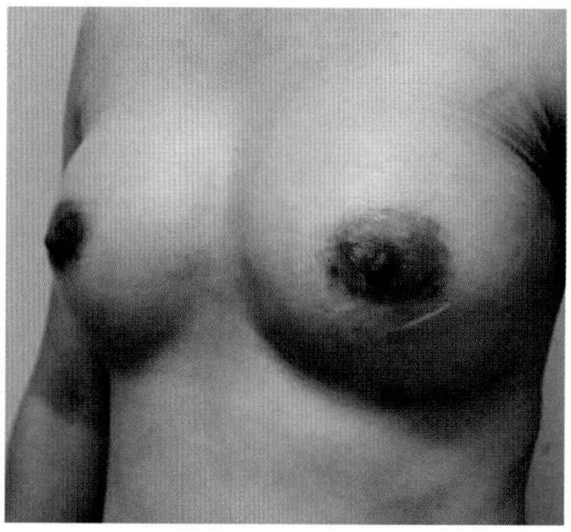

图 8-9-49　术后 7 天左侧 45°

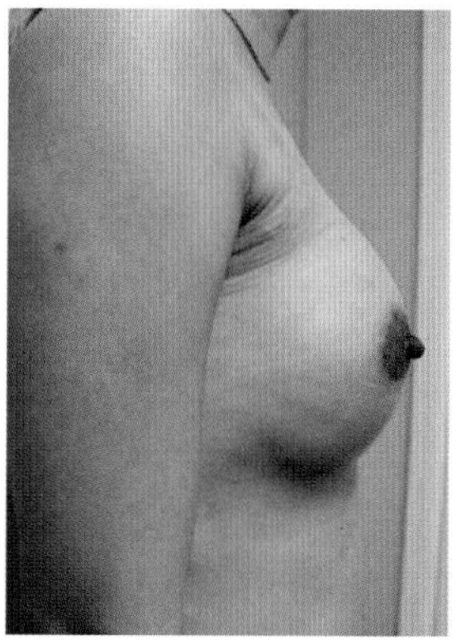

图 8-9-50　术后 7 天右侧 90°

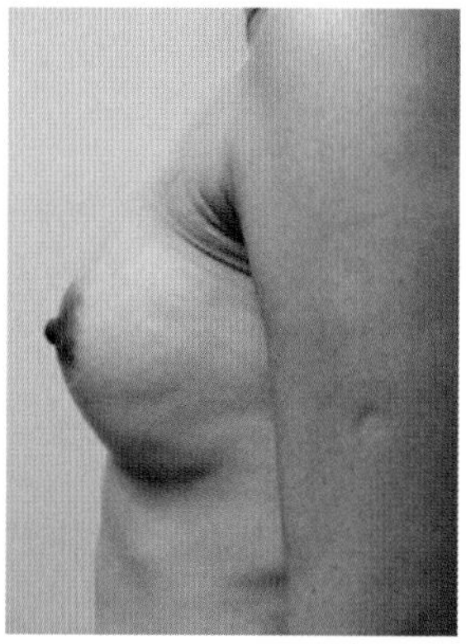

图 8-9-51　术后 7 天左侧 90°

手术后

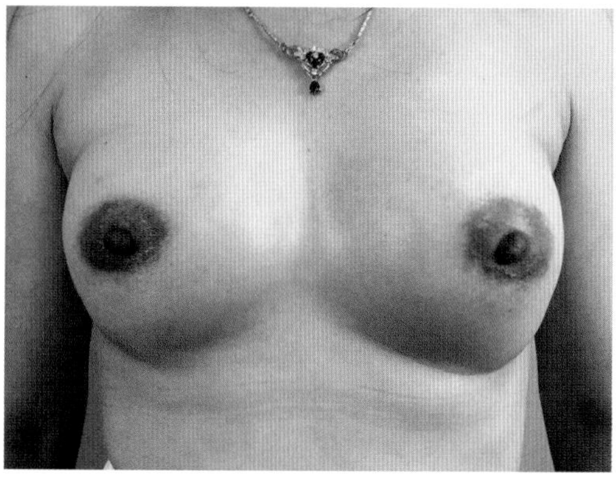

图 8-9-52　假体、自体脂肪术后 1 个月正位

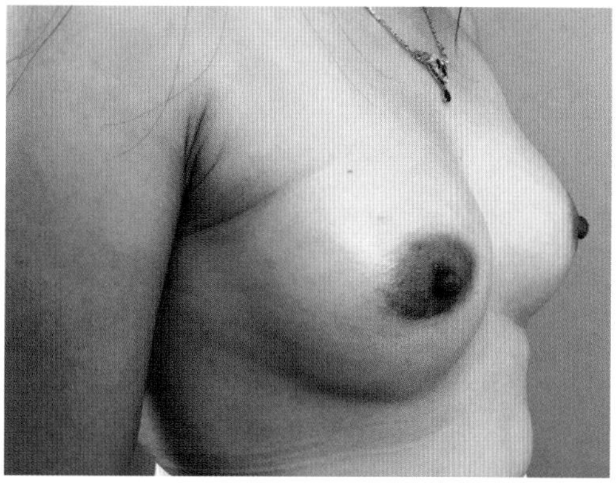

图 8-9-53　假体、自体脂肪术后 1 个月右侧 45°

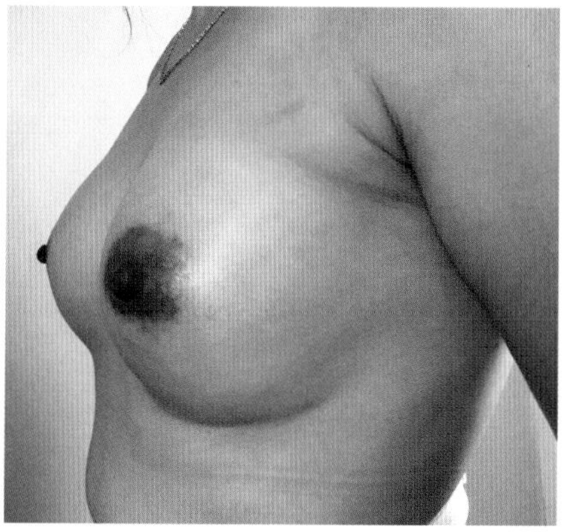

图 8-9-54　假体、自体脂肪术后 1 个月左侧 45°

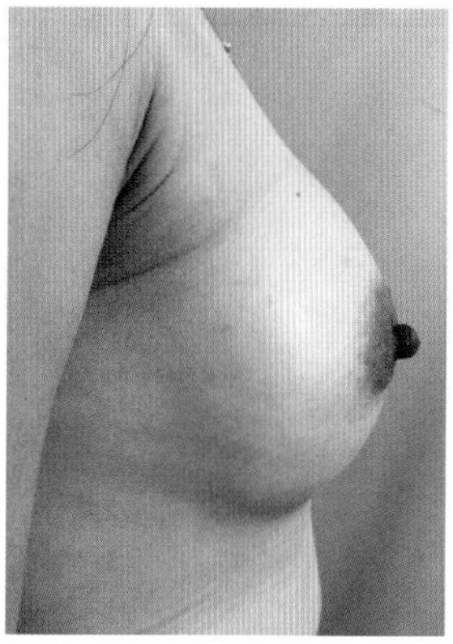

图 8-9-55　假体、自体脂肪术后 1 个月右侧 90°

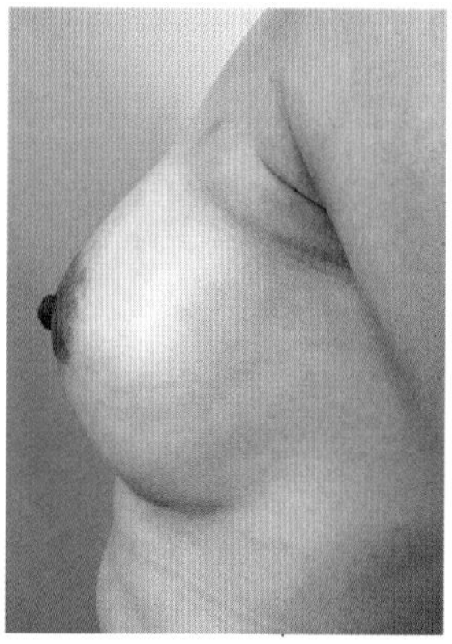

图 8-9-56　假体、自体脂肪术后 1 个月左侧 90°

（三）案例三

基本情况　求美者 28 岁，2008 年在广东省某市一家美容院行"注射隆乳手术"，注射后 5 年左侧乳房反复出现肿胀，在当地静脉消炎后缓解，反复发作。来院前见左侧乳房肿胀明显，皮肤张力较大，MRI 示双侧注射物多集中在乳腺后间隙，左侧积液较多。给予清除注射物后，彻底冲洗腔隙干净后缝合，未同期植入乳房假体（求美者拒绝）（图 8-9-57~ 图 8-9-66）。

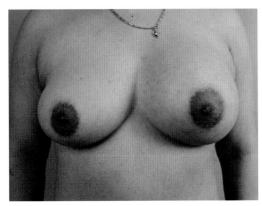

图 8-9-57　术前正位

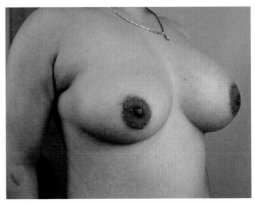

图 8-9-58　术前右侧 45°

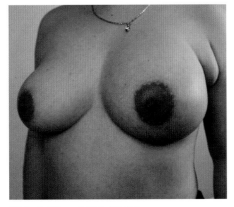

图 8-9-59　术前左侧 45°

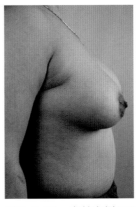

图 8-9-60　术前右侧 90°

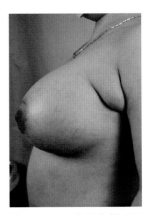

图 8-9-61　术前左侧 90°

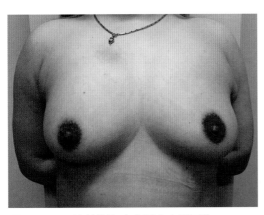

图 8-9-62　注射物取出术后 3 个月正位

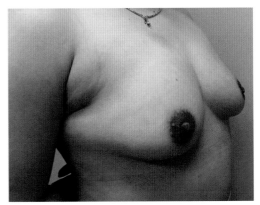

图 8-9-63　注射物取出术后 3 个月右侧 45°

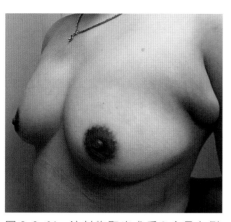

图 8-9-64　注射物取出术后 3 个月左侧 45°

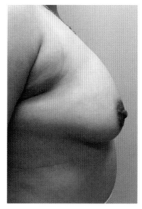

图 8-9-65　注射物取出术后 3 个月右侧 90°

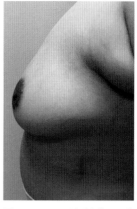

图 8-9-66　注射物取出术后 3 个月左侧 90°

自体脂肪移植隆乳后

一、现状

自体脂肪移植隆乳近几年来在国内开展的很多，许多医美机构都有在做，有的打出"自体脂肪是人体的软黄金"，"自己的东西是最好的"等口号，利用求美者对假体心理上的排斥，过度地夸大宣传，大有取代乳房假体的架势。真实情况是这样的吗？当然不是。

人体皮下分布着非常多的脂肪，包括浅层和深层的。成年女性特别是生育过的女性，其皮下脂肪主要堆积在大腿内侧、外侧和腹部、侧腰、上臂，临床上常把过多的脂肪用来填充乳房、面部。

二、自体脂肪移植隆乳手术的适应证

自体脂肪移植隆乳手术是有一定的要求的：①求美者的乳房要有一定的组织空间，比如乳房皮肤有一定的弹性，皮下脂肪层有适宜的厚度，乳腺后不可有其他注射材料，也就是要保证乳房不同层次有一定的空间来接受移植来的脂肪。②求美者本身不能太瘦，要有足够的脂肪量保证移植量；太瘦的求美者深层的脂肪较少，而且脂肪颗粒间的筋膜较多，不易移植成活。③求美者要能理解接受多次移植手术。④对手术效果能理解，期望值合理的。

三、对自体脂肪隆乳手术的认识

目前，国内的医生对自体脂肪移植的方法不一样，有的主张在移植脂肪中加入富血小板血浆（PRP）、生长因子；有的一次性抽吸求美者的脂肪，填充后剩余的脂肪拿去冰冻保存，下次解冻后再用；有的主张注射在皮下层、乳腺后、胸大肌、胸小肌内。

笔者的观点是：①对脂肪的处理是越简单越好，低速离心处理，不加任何物质。②注射层次只在乳腺后和乳房皮下脂肪层，不主张在肌肉内注射。③多隧道、多层次、点状注射。④乳腺后可用18 G、皮下脂肪层用21 G或23 G钝针接1ml螺旋注射器注射。⑤脂肪来源首选腹部，其次大腿，腹部脂肪颗粒细胞和乳房皮下脂肪颗粒细胞最为类似，且来源充足。⑥多次注射间隔时间至少半年。⑦不主张冷冻脂肪注射，目前冷冻脂肪的研究和临床应用资料不多，手术后效果和并发症都没有很好的认识。⑧手术前要进行必要的影像学检查，如彩超、MRI等。⑨自体脂肪移植更多的是用在假体隆乳手术后的补充。⑩不赞成用自体脂肪移植来矫正乳房下垂。⑪手术后的乳房不可加压包扎。

由于自体脂肪移植存在着一定程度的吸收，故求美者要经历多次注射或注射后效果不佳，所以，自体脂肪移植隆乳不可能替代假体隆乳。现在，因自体脂肪移植隆胸不满意而来要求行假体隆乳的求美者越来越多，对于这类手术，手术医生应引起足够的重视。虽然脂肪是自身的，人体不会对其引起宿主反应，不可能像乳房假体那样存在理论上的排斥，但脂肪填充后引起的硬结、感染致乳房变形的非常多，因此在行假体隆乳手术前要了解求美者乳房的情况，评估自体脂肪移植后是否对假体隆乳手术的效果有影响？个人建议：①详细询问病史，包括取哪里的脂肪、移植几次、手术后恢复情况、移植后乳房是否疼痛等。②手术前需进行必要的辅助检查，如彩超、MRI，MRI 是首选（图 8-10-1）。③乳房的外科情况，主要是乳房硬结是否对假体有影响、乳房皮肤和乳腺组织情况。手术前和求美者详细沟通是必要的。

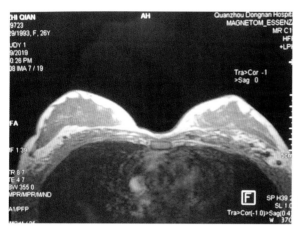

图 8-10-1　乳房 MRI 图像示脂肪填充后主要分布在乳腺后和皮下层

四、手术方法的经验总结

（1）如果脂肪形成的硬结少、小且较深，可以按正常的假体隆乳手术来操作。

（2）如果硬结较大且较表浅，建议从乳晕入路，切除硬结，乳房假体放置在胸大肌后（图 8-10-2~ 图 8-10-4）。

（3）如果自体脂肪注射后形成局限的液化，可以在 B 超的引导下抽吸，吸收稳定后半年以上再行假体隆乳（图 8-10-5、图 8-10-6）。

（4）如果自体脂肪填充后致乳房萎缩的，乳房皮肤拉扯明显，可以在内窥镜辅助下行双平面隆乳和切除硬结；手术时间必须离最后一次自体脂肪填充半年以上。

（5）如果自体脂肪移植后双侧乳房大小不一，则可选择不同大小的乳房假体调整或一侧辅助使用自体脂肪皮下填充。

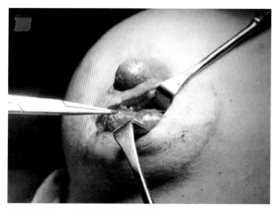

图 8-10-2　乳晕下的脂肪硬结

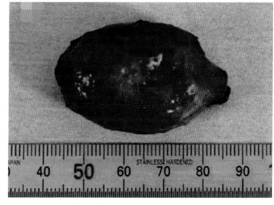

图 8-10-3　较大的脂肪硬结

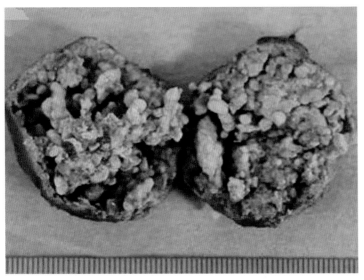

图 8-10-4 剖开的脂肪硬结

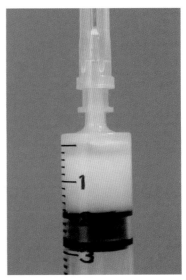

图 8-10-5 抽出硬结的液化脂肪

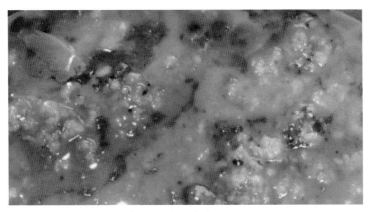

图 8-10-6 抽出硬结的坏死脂肪混合液

五、手术实例

基本情况 求美者，26 岁，韩籍，未婚未育，一年前在韩国行"自体脂肪注射隆乳手术"，手术后双侧乳房大小差异明显，来院要求行"假体隆乳手术"。术前 MRI 示注射脂肪主要集中在皮下组织层和乳腺后间隙，未见液化病灶，可在皮下触及散在硬结，最大的直径小于 0.5 cm；给予在内窥镜下行Ⅱ型双平面"假体隆乳手术"，植入傲洛拉绚耀 240cc 乳房假体，硬结不做处理，手术后效果满意。未保留影像资料。

男性隆乳

一、群体

男性隆乳的求美者有两类，一类是要求变性（男变女），另一类是要隆胸肌的。要求变性的还分真变性和假变性。真变性是指易性癖的性别改变，有生殖器的改变，这类手术比较复杂，有严格的手术资质要求和法律程序；假变性是不改变性别，不改变生殖器，求美者只要求行假体隆乳手术和女装化而已。要求隆胸大肌的求美者在国内也不少，目前国内没有批准胸大肌假体，因此，多用低凸圆型乳房假体代替胸大肌假体。

二、手术方法

男性乳房的特点是乳头、乳晕很小，乳腺组织非常少，胸大肌、胸小肌较肥厚，皮下脂肪很薄，皮肤拉伸度很小，乳房下极很短，常用的乳房假体要比女性小 30~50 ml，一般选中、低凸水滴型乳房假体，放置的层次是胸大肌后间隙，多采用腋窝入路。如果采用内窥镜下辅助操作，则多选用Ⅲ型双平面技术。

复合式隆乳术

一、概述

复合式隆乳手术是把假体隆乳手术加自体脂肪隆乳手术结合，目的是取两者的优点，一般用于乳房假体覆盖不足、手术后双侧乳房形态差异较明显、假体隆乳手术后可触及乳房假体边缘、手术后乳房间距过宽、求美者对乳房形态要求高的。

二、方法

常用方法：同期和择期。

同期就是假体和自体脂肪填充同时进行：①先在乳房皮下填充适当量的自体脂肪，再于胸大肌后植入乳房假体，这种方法尽量在腋窝入路盲视下操作，避免手术中电刀对移植脂肪的影响。②先行假体植入手术，调整位置后放置引流管，切口缝合后坐位评估乳房形态，就可以在乳房皮下需要填充的区域进行自体脂肪注射；注意自体脂肪切勿注入假体腔隙，否则会影响假体（图 8-12-1、图8-12-2）。

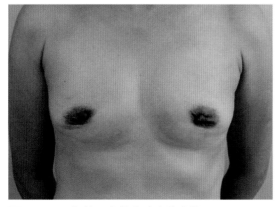
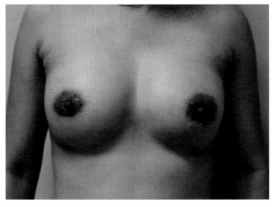

图 8-12-1　假体、自体脂肪隆乳术前　　　　图 8-12-2　假体、自体脂肪隆乳术后 7 天

择期就是先行假体隆乳手术，半年后假体包膜成熟后再于乳房皮下填充自体脂肪。此方法相比同期手术的优点是：①脂肪成活率更高，因为假体及脂肪同期植入后周围组织、皮肤被撑得较紧，脂肪存在的空间被严重压缩，成活率相对少些。②半年后假体对周围组织的压迫作用减少，组织的空间更大，可以注入更多的脂肪。③假体植入后乳房形态的差异可以通过脂肪填充来调整，避免了求美者多次手术的麻烦。④半年后假体包膜已成熟，皮下注射脂肪时误入包膜囊内的风险更低。

第十三节

假体隆乳术后修复

一、原因

假体隆乳手术后的修复原因比较多，主要有：①包膜挛缩（图 8-13-1~ 图 8-13-3）。②手术后乳房形态差异较明显。③乳房假体植入体内时间太长，求美者要求取出更换假体。④假体植入后破裂（图 8-13-4、图 8-13-5）。⑤其他一些术后并发症：比如泡泡征（边缘感）（图 8-13-6）、双泡畸形。⑥假体过大、过小等（图 8-13-7）。

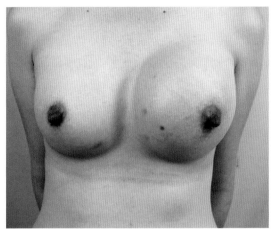

图 8-13-1　挛缩乳房正面照

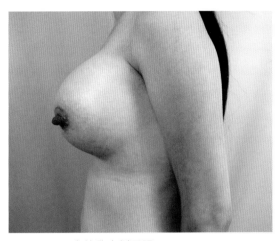

图 8-13-2　挛缩乳房侧面照

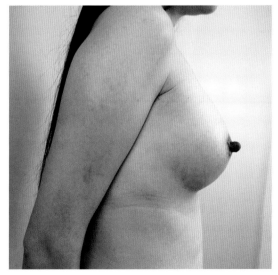

图 8-13-3　正常乳房侧面照

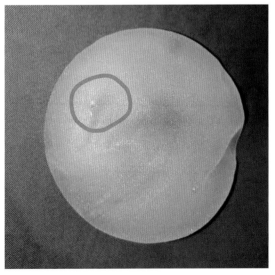

图 8-13-4　植入时假体破裂

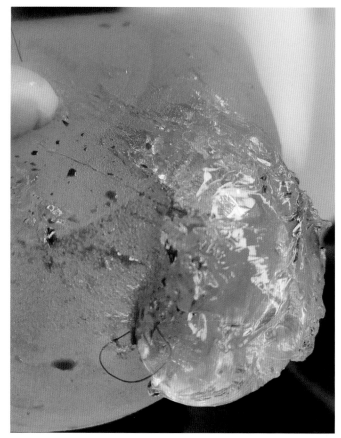

图 8-13-5　缝合时假体破裂

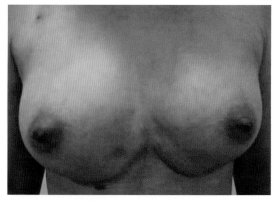

图 8-13-6　过度剥离下皱襞形成泡泡征

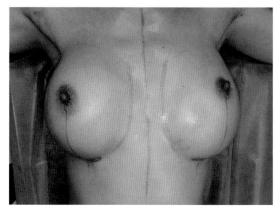

图 8-13-7　乳房假体过大

二、修复的时机

（1）如果手术后 1 个月内发现一侧腔隙剥离不足引起双侧乳房形态差异的，可以从原切口进去重新剥离，因为这时候基本可以排除肿胀的因素，而且假体包膜还未成熟。

（2）如果是超过手术后 1 个月，则一般在半年后修复为佳，这时候原假体形成的包膜已成熟，求美者可以再次接受手术矫正。

三、修复的方法

修复的方法要看具体原因。

（1）如果是 3 级、4 级包膜挛缩，那要尽可能地取出挛缩的包膜，重新剥离腔隙，更换乳房假体（图 8-13-8~ 图 8-13-10 ）。

（2）如果原假体放乳腺后，可以在原切口入路，重新选择胸大肌后间隙，原包膜可以不做处理；如果原假体放在胸大肌后，则要破坏原假体包膜的完整性，尽可能多取出包膜，腔隙必须保证足够大（图 8-13-11 ）。

（3）如果是乳房假体破裂渗漏，则必须取出破裂的乳房假体和渗漏的硅凝胶，并彻底清除腔隙的硅凝胶，在确保安全的前提下尽可能地取出乳房假体包膜（图 8-13-12~ 图 8-13-15 ）。

注意：假体隆乳手术后的修复尽量不用原假体，建议更换合适的新乳房假体。

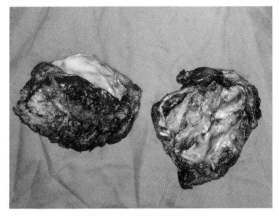

图 8-13-8　贴附假体的包膜

图 8-13-9　完整切除的挛缩包膜

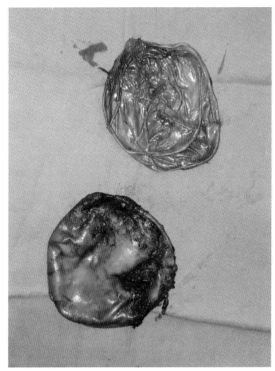

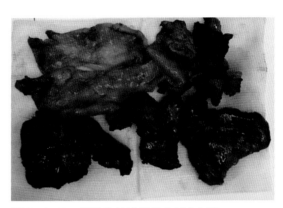

图 8-13-11　切除挛缩增厚的大部分包膜

图 8-13-10　切除 2 级和 4 级的挛缩包膜

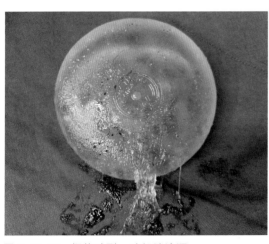

图 8-13-12　假体破裂、硅凝胶渗漏

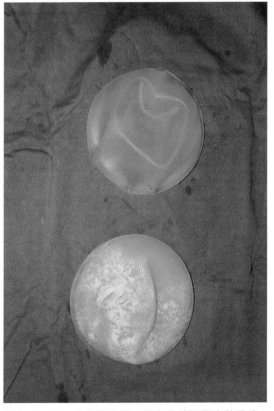

图 8-13-13　白色为渗漏、黄色为渗漏霉变的乳房
　　　　　　假体（盐水和硅凝胶混合）

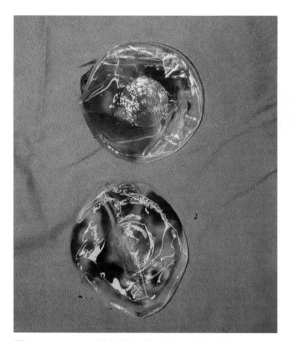

图 8-13-14　双侧乳房假体破裂，硅凝胶外溢

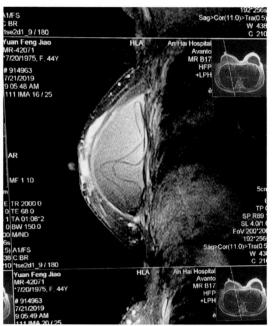

图 8-13-15　乳房假体破裂的 MIR 图像

胸廓畸形

一、常见类型

胸廓畸形主要包括胸骨外凸（鸡胸）、内陷（漏斗胸）、脊柱侧弯，由于胸骨和脊柱的畸形，肋骨和胸骨、脊柱的连接表现出不正常的形态，左右的胸壁形态也不对称。

二、假体的选择

假体选择时尽量选择形态或规格不同的来调整，如果用相同的假体，建议不要用过大的假体，否则手术后两侧乳房差异更明显，后期可以注射自体脂肪来调整。笔者更倾向用毛面解剖型假体，更不容易发生移位。

三、手术的注意事项

（1）畸形胸廓，往往胸部的肌肉和血管也不在正常的位置，在手术操作时尽量在可视下进行，手术尽量保守。

（2）手术前一定要充分沟通，让求美者了解手术后可能的效果。

（3）详细询问病史（发病时间、治疗过程和手术经历），注意严重的胸廓畸形，可能会影响胸廓的呼吸运动，潮气量明显减少，必要时可以请胸外科、骨科专业会诊。手术前先锻炼腹式呼吸，以免手术后胸壁包扎影响呼吸（图 8-14-1、图 8-14-2 ）。

（4）如果有先天性心脏病手术治疗史，这类求美者的心功能一般都正常，术前应常规拍胸部 X 线片或三维 CT，以了解胸廓畸形和固定胸骨的钢丝位置，以防术中损伤胸骨等血管和刺破植入的乳房假体。

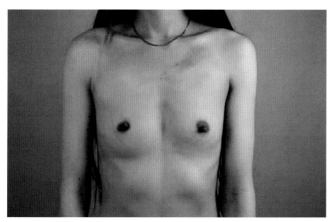

图 8-14-1　胸骨凹陷假体隆乳术前

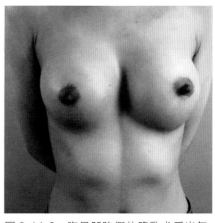

图 8-14-2　胸骨凹陷假体隆乳术后半年

第九章

术后并发症的预防和处理

第一节

出血

出血是假体隆乳手术一种比较严重的并发症，轻者影响手术效果，重者可能会威胁求美者的生命安全。根据出血的急缓可分为急性出血和慢性出血。急性出血主要表现在手术中和手术后24小时内，慢性出血主要在手术后3天、拆线时甚至是手术后更长的一段时间。

一、原因

（1）手术中离断乳房主干血管，特别是供血动脉，主要有胸廓内侧动脉的肋间分支和肋间动脉的乳房穿支，以及胸外侧动脉的小穿支。动脉的出血较急，特别在内窥镜下操作，手术者经验不足或操作时大意，很容易损伤动脉，造成急性出血；钝性剥离下相对较不易造成主要血管的损伤，主要以细小分支或肌肉间的小血管损伤为主，一般适当的压迫就可以止血。

（2）手术肿胀液中肾上腺素的作用可使肌肉间的小血管收缩，肾上腺素的作用消退后可能出现反跳性出血。

（3）手术中乳房假体置入后压迫周围组织和手术毕棉垫绷带加压包扎也可以达到压迫止血的作用，当假体移位或加压包扎解除后，周围组织的压迫作用减弱或去除后，局部仍有可能继续出血。

（4）乳房假体包膜和假体贴合过紧密，手术后在某个时候由于外力的突然作用，使包膜内或包膜和周围组织间的细小血管破裂，也可引起局部的出血。比如某品牌乳房假体的毛面——Biocell表面，容易形成双包膜，即假体和内包膜、外包膜和周围组织，包膜间的小血管很容易在外力的作用下造成破裂出血。

（5）腋窝入路时层次过深，腋脂肪垫下分离组织，损伤腋窝深部血管。

（6）解剖不清楚，进入胸小肌后层次，又从胸小肌间撕开肌肉进入胸大肌后间隙，造成肌肉间出血。

二、临床表现

（一）急性出血

1. 术中出血

（1）原因：手术中离断相应较粗的血管，特别是动脉，极易造成急性的出血。

（2）表现：这种情况出血较急，量较多，术野不清晰，必须马上找到血管断端，电凝或结扎。如果是腋窝入路操作的，用大纱布填塞压迫，改乳晕入路，有条件的可用冷光源直视下寻找血管断端结扎。如果不及时处理或处理不当，很容易发生失血性休克。

2. 术后出血

（1）原因：手术中损伤较细小的穿支血管或相关的肌肉间血管，有可能是动脉，也有可能是静脉。

（2）表现：①手术后有放置负压引流管的，可以发现引流球（袋）很快就装满，颜色较红，可能达到 100 ml/h 以上。②未放置引流管的求美者可能只诉说包扎过紧，乳房胀痛难忍，打开包扎可见乳房肿大如球，皮肤绷紧发亮，严重者可发生血压的下降，甚至失血性休克。

（二）慢性出血

（1）原因：手术后过早的上肢活动；包扎不可靠致乳房假体移位；乳房假体表面出现双包膜。

（2）表现：①多发生在拔出引流管后不久乳房胀痛明显，局部皮肤淤青、绷紧，严重者淤青可扩散至下皱襞下方或侧腰，这种情况出血可能超过 100 ml；或求美者一侧乳房较胀痛，下极鼓包畸形，两侧乳房形态差别明显，可能该侧出血至少 50 ml 以上（图 9-1-1~ 图 9-1-3）。②手术后相当长时间才发生局部肿胀、鼓包明显，周围皮下静脉曲张，求美者多有毛面乳房假体隆乳史（图 9-1-4）。

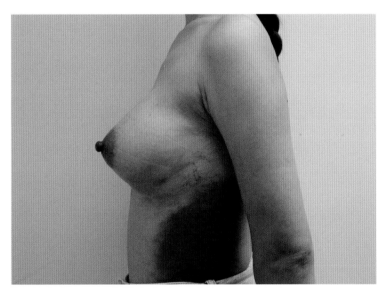

图 9-1-1　隆乳术后积液扩散至左侧腰区

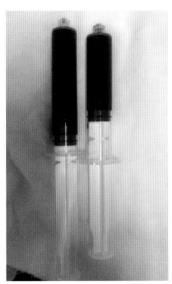

图 9-1-2　抽出的积血

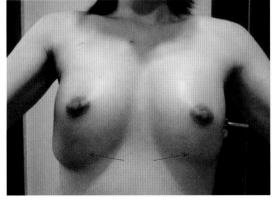

图 9-1-3　积液处理前

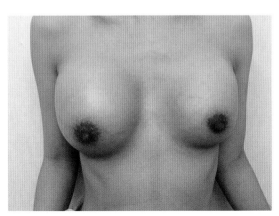

图 9-1-4　假体隆乳术后右侧积液

三、预防和处理

1. 熟悉乳房的局部解剖，手术中操作动作要轻柔

（1）内窥镜下操作：①一定要在胸骨中线外 1.5 cm 以外操作，在离断肌肉时必须在断端保留 0.5 cm 以上，以防肌肉间血管离断后回缩，造成止血困难甚至缩进胸腔。②对预计周围可能会有血管或看到局部有血管，可以电凝周围组织做预防性止血。③对出血较急的，首先手术医生要镇定，准确有效的负压吸引可以保持术区视野的清晰，在出血处电凝，一般都可以止住出血；对出血较急，无法在镜下止血的，应当机立断腔隙纱布填塞，改从乳晕入路直视下止血。

（2）盲视下操作：由于在剥离胸大肌后间隙时是钝性剥离，对组织的损伤主要是挫伤，只要层次正确，动作不要粗暴，一般不会造成大的出血，但手术后由于组织挫伤较严重，渗血量也会有些，可以加压包扎，酌情放置负压引流，多能解决。

（3）腋窝入路层次要清楚，尽量沿皮下行至胸大肌筋膜外侧缘进入胸大肌后间隙；如果入路层次太深，只能最深在腋窝脂肪垫上操作，低于腋脂肪垫极易损伤腋部血管。

（4）乳晕入路或下皱襞入路的手术视野较开阔，一般都可以在直视下止血，更多的是预防血管断端回缩进入胸腔而引起血气胸。

2. 手术后慢性出血
手术后出血量较多，必须处理，否则积血机化极容易形成重度包膜挛缩或感染。从估计出血较多的原切口入路打开，取出乳房假体，清洗干净（光面乳房假体）或更换新假体，清除出积血，彻底止血后反复冲洗腔隙，重新置入假体，放置负压引流，手术后加压包扎。如果负压引流管放置后，发现引流管出现持续性血液流出，说明腔隙内有较明显的活动性出血，则必须在直视下彻底止血。预计出血量相对较少，在 50 ml 以内，短时间内无法自行吸收的，可以让求美者半坐位，下皱襞为最低点，无菌下把假体稍往上推，用 20 ml 注射器接 20 G 钝针往外抽吸积血。如果积血呈凝块，可以用肾上腺素盐水边冲洗边吸出，手术后胸部加压包扎，一般 1~2 次就可以处理好。如果仍无法处理好，可以在下皱襞偏外侧放置负压引流管，10 ml/24 h 才可拔管。

3. 手术后必要的引流

（1）内窥镜下、乳晕入路操作必须放置负压引流。

（2）对腋窝入路盲视下操作，笔者是根据剥离后出血的多寡而定，如果一侧少于 10 ml，也经常不放置引流，棉垫加压包扎即可；隆乳手术做得较少、手术经验相对不足的医生最好还是放置负压引流。

（3）下皱襞入路如果术区干净，可以不放。

4. 手术后必要的加压包扎

除有放负压引流管的乳晕入路、下皱襞入路外，其他入路应常规棉垫加压包扎。

四、手术实例

（一）案例一

基本情况　求美者，31岁，已育，以"哺乳后乳腺萎缩"为主诉来院行"假体隆乳术"。术前测量、沟通后拟植入曼托水滴型245 cc乳房假体，腋窝入路胸大肌后盲视下剥离，右侧剥离后马上用肾上腺盐水纱布填塞腔隙，左侧同法，当抽出右侧腔隙纱布时，发现纱布较红且腔隙有积血块，怀疑腔隙内有动脉性出血，经压迫观察后无改善，改乳晕入路，在冷光源直视下可见右侧乳房7点靠腋前线出有一断裂动脉，用电凝烧灼止血。冲洗腔隙后未见出血点，植入乳房假体，放置负压引流后。手术后恢复良好，效果满意。

（二）案例二

基本情况　求美者，29岁，未育，以"小乳症"为主诉来院行"假体隆乳手术"，植入曼托水滴型乳房假体235 cc。手术后恢复良好，拆线时发现双侧下皱襞区积液较明显，用10 ml注射器抽出积液右侧25 ml，左侧35 ml，颜色较深；下皱襞加压包扎，10天后积液吸收完全，形态满意（图9-1-5~图9-1-20）。

手术前

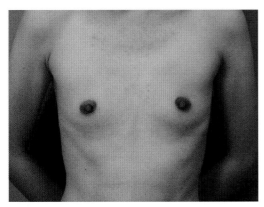

图 9-1-5　术前正位

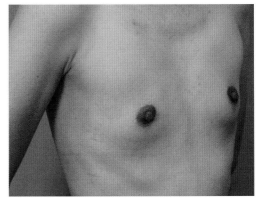

图 9-1-6　术前右侧 45°

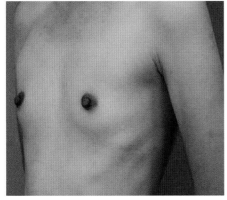

图 9-1-7　术前左侧 45°

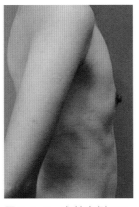

图 9-1-8　术前右侧 90°

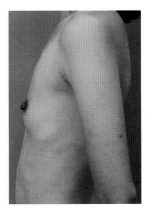

图 9-1-9　术前左侧 90°

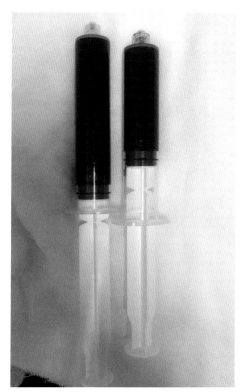

图 9-1-10　积液处理前

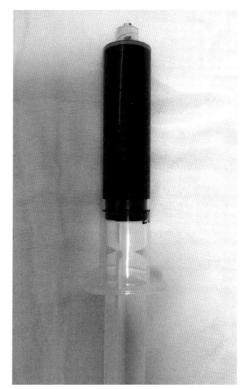

图 9-1-11　右侧抽出积液

图 9-1-12　左侧抽出积液

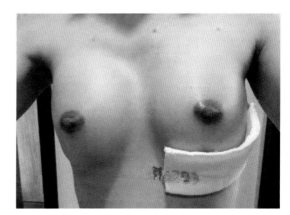

图 9-1-13　积液处理后下皱襞包扎

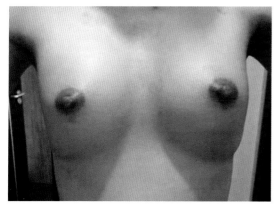

图 9-1-14　积液处理后 3 天

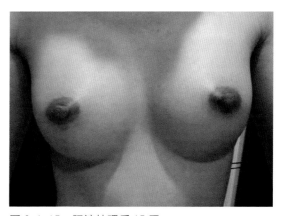

图 9-1-15　积液处理后 15 天

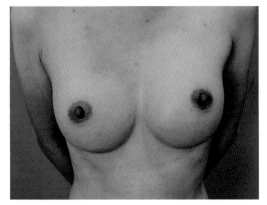

图 9-1-16　术后 1 年正位

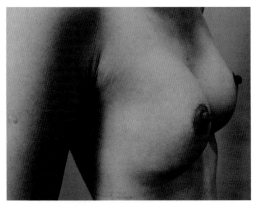

图 9-1-17　术后 1 年右侧 45°

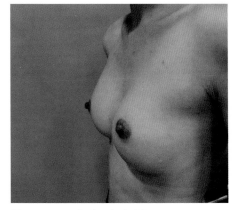

图 9-1-18　术后 1 年左侧 45°

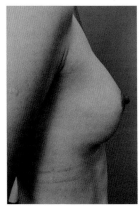

图 9-1-19　术后 1 年右
侧 90°

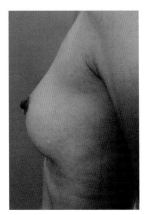

图 9-1-20　术后 1 年左
侧 90°

（三）案例三

基本情况　求美者，33 岁，8 年前经腋路行"假体隆乳手术"，植入娜绮丽水滴型乳房假体 MM 245 cc，手术后恢复良好。近半年来发现右侧乳房不断增大，胀痛明显，在当地输液治疗无效后来就诊。怀疑 BIA-ALCL，给予取出原乳房假体，清除积液及包膜，未放置新假体。手术后将积液和部分包膜送病理，查 CD 30、ALK，均阴性，病理结果为炎性组织，排除 BIA-ALCL，考虑为乳房假体植入后并发血清肿（图 9-1-21~ 图 9-1-29）。

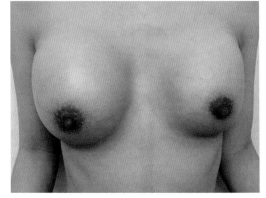

图 9-1-21　术前正位

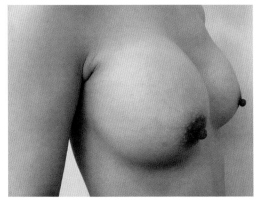

图 9-1-22　术前右侧 45°

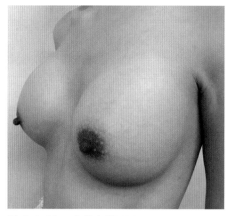

图 9-1-23　术前左侧 45°

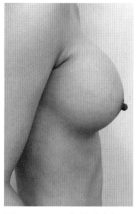

图 9-1-24　术前右侧 90°

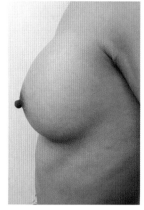

图 9-1-25　术前左侧 90°

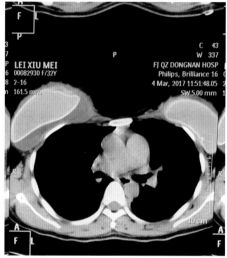

图 9-1-26　术前乳房 MRI

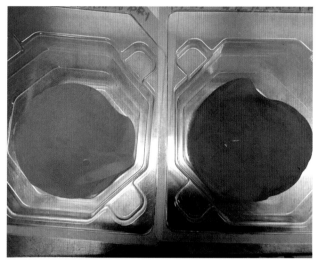

图 9-1-27　取出的乳房假体，右侧为积液侧的乳房假体

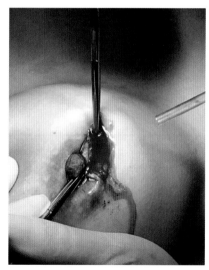

图 9-1-28　术中发现积液位于乳房假体双层包膜间

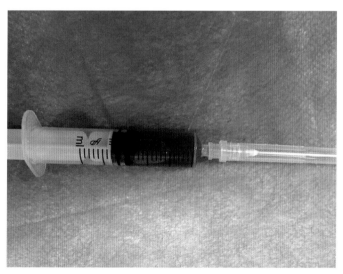

图 9-1-29　取出送检的积液标本

感染

感染是外科手术最常见的并发症之一，对假体植入手术来说，一旦手术发生感染，基本宣告该手术失败，因此，说感染是整形外科最大的敌人一点都不为过。

一、原因

1. 消毒不合格 ①手术室消毒不合格。②手术器械、布类消毒不合格。③术中一次性物品消毒不合格或污染。④术区消毒不彻底。⑤乳房假体包装破裂、消毒不合格、过期使用。

2. 手术者原因 ①手术者操作不规范、没有严格禁忌证，比如从乳晕入路，求美者乳头溢乳或局部感染、炎症未处理彻底。②手术者、助手、护士外科洗手不规范。③手术时间过长造成术区受污染。

3. 管理问题 ①手术室管理不严，参观者过多。②医院感染管理不善，空气细菌培养不合格，特别是空调和层流设备。

4. 全身性因素 ①上呼吸道感染。②其他全身性感染。

二、预防

（1）严格无菌技术和操作。

（2）手术者和管理者重视医院感染，定期监测。

（3）手术前半小时预防性使用抗生素。

（4）使用合法、合格产品。

（5）手术后注意防治全身性感染。

三、处理

（1）主要是预防，出现有感染的倾向，及时、合理地预防性使用抗生素。

（2）一旦怀疑乳房假体植入后感染，可查血常规，早期血象不一定高，但切不可掉以轻心；如果血象较高，基本很难保住假体，即使保住,往往手术后也很容易发生严重的包膜挛缩，建议取掉乳房假体，腔隙抗生素盐水反复冲洗后放置负压引流管，常规消炎；恢复好一年后再考虑重新手术。

（3）如果求美者想保守治疗，能理解和配合，可以通过引流管反复冲洗抗生素盐水，正确使用抗生素，定时检测血常规，有条件的可以做细菌培养和药敏实验；保住假体后及时使用抗包膜挛缩药物，比如积雪苷片、孟鲁司特钠片。

四、手术实例

1. 基本情况 求美者，女，31 岁，以"哺乳后双侧乳房萎缩"为主诉行假体隆乳手术，麻醉方式为静脉全麻加区域阻滞麻醉。胸大肌后腔隙剥离时，麻醉深度不够造成求美者四肢挣扎，腋窝切口的手术铺单移位，可能受污染。手术后 3 天出现发热，体温 39.6℃，血常规：白细胞计数（WBC）21.3×10^9 g/l，中性粒细胞比（N）92%，乳房皮肤温度较其他部位高，考虑"假体隆乳手术后并急性感染"，给予头孢哌酮 2.0+ 生理盐水 100 ml，替硝锉 100 ml，静脉滴注，每日 2 次，隔天体温下降。多次复查血常规白细胞计数、中性粒细胞比明显下降，但乳房变硬如Ⅳ度包膜挛缩，征得求美者本人和家属同意，取掉乳房假体，腔隙用抗生素反复冲洗，留置引流管，手术后 3 天各项指标恢复正常。

2. 分析 该求美者的症状和体征符合急性感染的诊断，可能在剥离腔隙时由于麻醉不完善造成手术中求美者肢体活动而使术区受污染，植入性材料最担心的就是受污染，如果并发手术后感染，那基本只有取掉假体才能彻底控制感染；另一方面也证明假体隆乳手术后并发严重的包膜挛缩可能和感染有关。

切口愈合不良

一、原因

（1）感染。

（2）切口皮肤暴力拉钩引起的挫伤。

（3）皮下脂肪液化。

（4）切口下遗留纱布。

（5）贫血。

（6）低蛋白血症。

二、预防和处理

（1）局部感染不累及乳房假体，一般通过抗感染、局部清创、凡士林纱布填塞等手段多能愈合，瘢痕明显的二期修复瘢痕；如果累及假体的多数假体保不住，参考前面感染内容的处理。

（2）皮肤挫伤引起的切口愈合不良，主要是在乳晕入路，乳晕切口小，假体较大或凸度大，植入较困难，助手拉钩较暴力造成切口缘挫伤缺血较明显。处理方法：假体植入困难的适当扩大切口，不要一味追求切口小；拉钩不可太暴力；缝合皮肤前，适当修剪切口缘挫伤的皮肤。

（3）皮下脂肪液化多见于较肥胖、乳房皮下脂肪较厚的求美者。处理方法：切口下影响缝合的脂肪可适当去除部分；缝合皮下不可过密、过紧；对可能会发生脂肪液化的可在切口下放置引流片；对已液化影响愈合的可打开切口，清除液化脂肪，由于切开的乳腺有缝合，多不影响乳房假体，清除液化组织彻底后用凡士林纱布填塞创面，二期缝合切口。

（4）切口遗留纱布。这属于医疗责任事故，不该发生。主要是预防，在关闭切口之前应详细清点纱布。一旦发现纱布遗留，打开切口，寻找出遗留纱布。如果腋窝切口的遗留纱布离假体位置较远，估计不影响假体的安全，则不做过多清创，以免影响假体，以凡士林纱布填塞腔隙，等腔隙内长好，二期缝合伤口。如果纱布遗留在乳晕切口下，则需打开切口，清除坏死组织，如果已影响两侧假体，则需把乳房假体取出，如未影响乳房假体，则可通过多次换药，二期缝合伤口。如果纱布遗留在假体腔隙内，那需连假体一起移除并清理干净腔隙（图9-3-1）。

（5）慢性缺铁性贫血的求美者，多没特殊症状；Hb小于9g/L者，应尽量找出病因，治疗后Hb大于9g/L且稳定3个月后再行手术。

（6）低蛋白血症在美容手术中几乎没遇到，如果实验室检查出低蛋白血症，应先治疗，否则手术后可能会影响切口愈合。

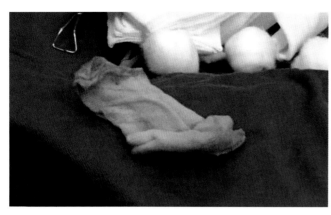

图 9-3-1　遗留在腋窝切口内的纱布

三、手术实例

1. **基本情况**　求美者，女，27 岁，在插管全麻下行假体隆乳手术，选择腋窝入路。手术中关闭切口前没有清点纱布，手术后 5 天出现右侧腋窝切口局部皮肤红肿，波动感明显，血常规正常，局部穿刺可见淡黄色较稀的液体。B 超显示右腋下异物存留，长约 7 cm×3 cm，周围有积液，考虑手术后腋窝有纱布残留。给予原切口打开，离切口 2 cm 处见一手术遗漏纱布，周围组织包裹明显。取出纱布，清除纱布周围的包裹组织，见清创后的腔隙未超过腋前线，判断对乳房假体无影响，腔隙内反复庆大霉素盐水冲洗后用凡士林纱布填塞，一周后腔隙基本长好，皮肤创缘修整后二期缝合。手术后假体不受影响，效果满意。

2. 分析

（1）手术中纱布遗漏在体内实在不应该，幸运的是纱布遗留的部位离假体较远，发现较早，对假体还没产生明显的影响。

（2）腋窝入路切口离假体一般较远，小块的纱布多是放置在切口附近预防腔隙和外界接触，关闭前必须清点无误。

（3）如果遗留纱布不影响乳房假体可以采取保守的处理方法，但重要的是所有的处理方法均要评估是否会影响到乳房假体，如果影响，建议当机立断取掉假体。

形态不对称

假体植入后可能会因各种原因而出现双侧乳房大小不一、高低不一而影响外观（图 9-4-1）。另一种特殊的形态异常，临床上叫贯通乳，多为过度向内侧剥离，使两侧乳房假体腔隙相近或相连，外形像花生，故叫花生乳。轻者乳房的外形只出现异常的乳沟，严重者两侧乳房间的胸壁皮肤被乳房假体顶起来，两侧腔隙相通（图 9-4-2、图 9-4-3）。

一、原因

（1）手术前左右乳房大小、皮肤松弛度不一。

（2）乳房假体植入困难导致变形（图 9-4-4）。

（3）腔隙剥离不完全或过度剥离。

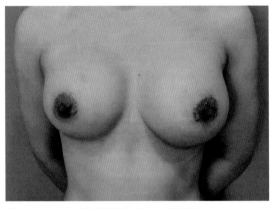

图 9-4-1　术后双侧乳房大小、高低不一

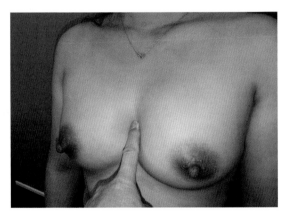

图 9-4-2　轻度的贯通乳

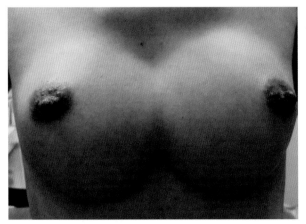

图 9-4-3　严重的贯通乳

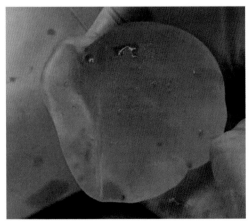

图 9-4-4　挤压后变形的乳房

二、预防和处理

（1）手术中使用相同的乳房假体，手术后半年乳房皮下适当自体脂肪填充；手术中使用不同体积、不同凸度的乳房假体，手术后半年视情况乳房皮下自体脂肪填充；乳房皮肤松弛程度不一的可以选择乳晕切口，适当去除部分乳房皮肤或加乳房悬吊。

（2）应预防乳房假体变形。切口长度适中，通道剥离完整；助手配合默契；乳房假体变形的应及时更换小一号的假体；腋窝入路在胸大肌筋膜外侧缘，必须精准沿胸大肌和胸小肌之间进入腔隙，如果在进去之前，误先进入胸小肌后间隙，发现层次错误又重新进入胸大肌后间隙，这样助手拉钩上提胸大肌时也把胸小肌后的腔隙也暴露出来，植入乳房假体时，假体容易堆挤在胸小肌后间隙，造成植入困难，使得乳房假体容易变形。处理：可以把胸小肌及部分筋膜用3-0慕丝线间断几针缝合在肋骨膜上，只留胸大肌后间隙这个通道，这样乳房假体就不会堵在胸小肌后间隙而进不了剥离好的预制腔隙，造成乳房假体变形、破裂（图9-4-5）；或者直接在胸小肌后沿胸小肌纤维用电刀劈开进入胸大肌后剥离胸大肌后腔隙，植入乳房假体，注意肌肉间的出血应当彻底止血。

（3）腔隙剥离不足：腔隙剥离不足的一侧乳房假体位置会较高，可以马上重新手术剥离，不用等包膜形成后，这样可以减少手术的风险和求美者的负担；如果时间较长，超过3个月，乳房假体包膜已经完全形成，则应取出乳房假体，松解包膜，乳房下极参照对侧剥离，再重新植入假体（图9-4-6）。

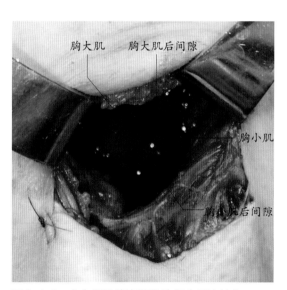

图9-4-5　术中所见腋窝腔隙的各个层次结构

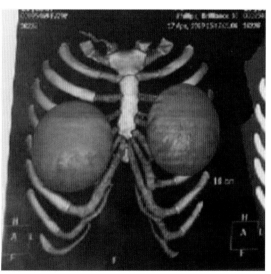

图9-4-6　乳房假体在三维CT下所见

（4）腔隙剥离过度的处理：①手术中剥离尽量不超过标记线1 cm，发现剥离过度后可以用防过敏宽胶布紧贴皮肤，使过度侧假体略高于正常侧（图9-4-7~ 图9-4-11）。②手术后拆线或换药时发现的，可以取坐位，用纱布折叠或小棉垫置于下皱襞，将乳房假体上移至比对侧略高0.5 cm左右，过敏宽胶布固定于皮肤（图9-4-12）。③手术后半个月发现的，可以通过佩戴文胸来调整，具体方法：用有钢圈、没海绵的哺乳文胸，正常侧的钢丝去掉，

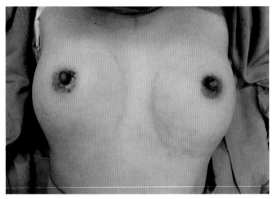

图 9-4-7　右侧过度剥离、乳房假体位置靠下

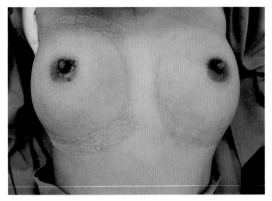

图 9-4-8　3M 防过敏胶布皮外固定右侧乳房，使两侧乳房假体位置大体一致

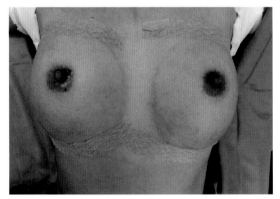

图 9-4-9　同法固定左侧乳房，保证两侧假体位置一致（坐立位）

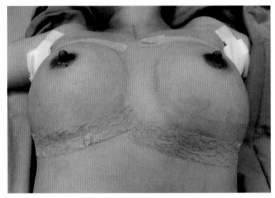

图 9-4-10　平躺后观察固定后的乳房假体位置是否一致

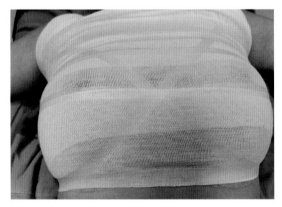

图 9-4-11　确定无误后弹力绷带二次固定

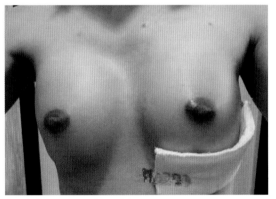

图 9-4-12　用纱布折叠后固定左侧偏下的乳房假体，使之形成向上的固定力量

用纱布折叠或小棉垫置于下皱襞，将乳房假体上移至比对侧略高 0.5 cm 左右，有钢圈侧的钢丝压在拟调整的新下皱襞上，扣紧文胸扣子，调整侧肩带拉紧，对侧放松，形成使调整侧乳房假体向上移的力量，24 小时佩戴。利用乳房假体包膜尚未形成，假体在外力持续作用下可以移动的原理，一般佩戴 10 天左右多可以调整至正常（图 9-4-13、图 9-4-14）。④对于包膜已成熟的位置过低者，可以先推动乳房假体，如果假体可以移动 2 cm 以上，则可通过皮下埋线或间断缝合至比正常侧略高 0.5 cm，注意平躺缝合后还需坐位判断双侧乳房下皱襞高低情况（图 9-4-15、图 9-4-16）；手术后用运动文胸佩戴 1 个月，使乳房假体固定于大致正常位置，但必须注意缝合时缝合针别扎破乳房假体（图 9-4-17）；缝合线必须挂在肋骨膜上，否则线容易滑脱，造成手术失败。⑤以上方法均失败，则必须通过手

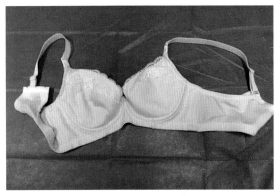

图 9-4-13 调整假体位置用的文胸

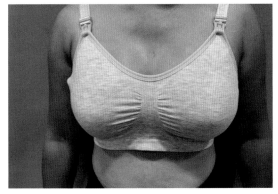

图 9-4-14 佩戴文胸调整假体位置（下皱襞处须纱布卷或棉垫缓冲）

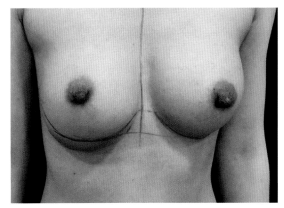

图 9-4-15 标记固定缝合的位置

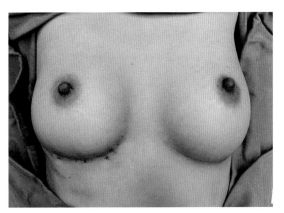

图 9-4-16 固定缝合后的两侧乳房位置（坐位）

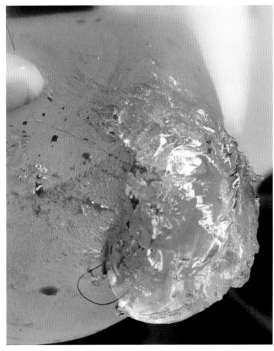

图 9-4-17 扎破的乳房假体

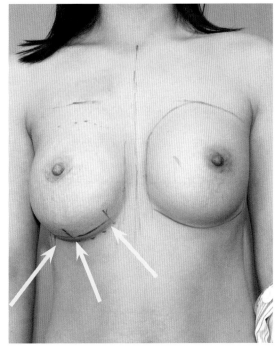

图 9-4-18 术前设计标记（站立位）

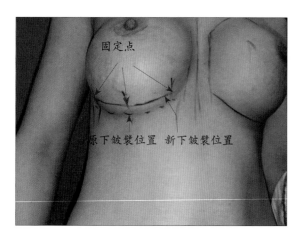

固定点

原下皱襞位置 新下皱襞位置

图 9-4-19　术前设计标记（仰卧位）

术修复。一般采用乳晕入路，取出原乳房假体，松解包膜，尽可能去掉包膜，用 3-0 慕丝线间断将乳房下极组织缝合固定在肋骨膜，高度比对侧略高 0.5 cm，注意缝合采用内"8"法，将线头包埋在组织内，以防线结刺激影响乳房假体（图 9-4-18、图 9-4-19）。

（5）贯通乳形成的原因和处理。贯通乳也叫花生乳，是一种假体隆乳手术后比较棘手的并发症。其乳房外形怪异，影响美观，给求美者带来较大的心理负担。

原因：为了追求所谓的"乳沟"，过度向内侧剥离，轻者表现为假体植入后皮肤及乳腺组织像支帐篷一样，两侧乳房基本靠在一起；重者则表现为两乳房间的胸骨前皮肤下组织贯通，乳房失去了正常的外形。

处理：该并发症主要是预防，因为出现后处理极为麻烦，尽量早发现早处理。

轻度的贯通乳多在手术后即刻和第一次换药时可以发现，坐位时较明显，可以在胸骨前用特制的棉垫卷压迫 1~3 个月；假体固定后才就诊的可以在乳房内侧皮下注射填充自体脂肪，多能有一定的效果。

重度的贯通乳，早期发现的通过单纯棉垫卷压迫效果不是很好，可以沿着假体边缘外 0.5 cm 埋入可吸收丝或丝线，注意缝线必须固定在骨膜，然后再用棉垫卷压迫，棉垫卷压迫至少 1 个月；后期发现的重度贯通乳则无法用前述方法处理，可以从乳晕入路，去除假体和包膜，用注射填充针来回抽吸胸骨前组织（不要负压），形成新创面，胸骨外缘用丝线多点间断缝合胸大肌腱膜至骨膜。手术毕胸骨用棉垫至少压迫 1 个月以上，半年后再考虑重新行假体隆乳手术。

三、手术实例

（一）案例一

基本情况　求美者，36 岁，3 个月前行假体隆乳手术，胸大肌后植入曼托水滴型乳房假体 270 cc，手术后 7 天拆线时发现右侧乳房假体比对侧位置低较多，手术后 2 周给予文胸调整，求美者较配合。手术后 3 个月复查双侧乳房位置高低基本一致，术后效果满意。本例未保留影像资料。

（二）案例二

基本情况　求美者，女，33 岁，半年前行假体隆乳手术，胸大肌后植入曼托水滴型 280 cc 乳房假体，手术后 7 天折线时发现右侧乳房假体较对侧位置低约 2 cm，手术后 10 天给予佩戴文胸调整手术半个月，效果不理想，半年后行手术修复，修复术前标记原下皱襞线和与正常侧水平的新下皱襞线，在新下皱襞线内、中、外处标记内固定的位置。由于没有包膜挛缩，术中只把原包膜划开松解，扩大假体腔隙，用 0# 丝线于固定点处横向将筋膜和残留的包膜固定在肋骨膜，重新植入乳房假体，手术后效果满意（图 9-4-20~图 9-4-29）。

手术前

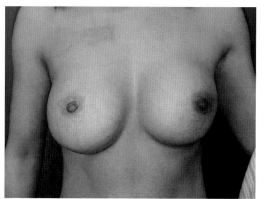

图 9-4-20　术前正位

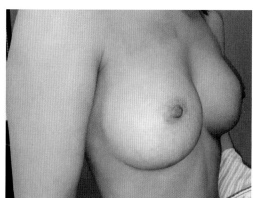

图 9-4-21　修复前右侧 45°

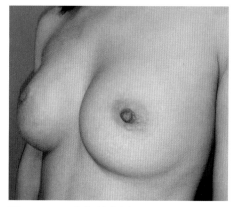

图 9-4-22　修复前左侧 45°

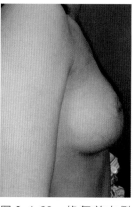

图 9-4-23　修复前右侧 90°

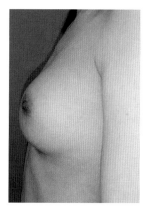

图 9-4-24　修复前左侧 90°

手术后

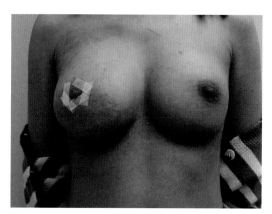

图 9-4-25　修复后 7 天正位

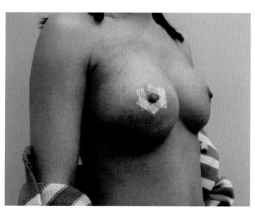

图 9-4-26　修复后 7 天右侧 45°

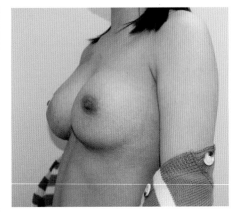

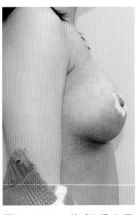

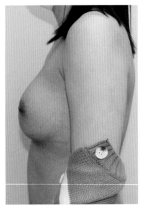

图 9-4-27　修复后 7 天左侧 45°　　　图 9-4-28　修复后 7 天　　图 9-4-29　修复后 7 天
　　　　　　　　　　　　　　　　　　　　　　　　右侧 90°　　　　　　　　　左侧 90°

（三）案例三

基本情况　求美者，31 岁，3 年前在外院行"假体隆乳术"，使用曼托水滴型乳房假体 245 cc，
手术后发现右侧乳房比左侧乳房低 2 cm，采用局部上提包扎固定等方法均无效。查体：站立时右侧乳
房下皱襞低于左侧约 2 cm，平卧及站立时乳房假体可向上推动大于 2 cm，设计后上推乳房假体到预
定位置，采用 3-0 慕丝线连续缝合固定于肋骨膜，手术后右侧乳房位置略比左侧高 0.5 cm，但术后 1
个月则右侧低于左侧约 0.5 cm，但求美者对效果较满意（图 9-4-30~ 图 9-4-59）。

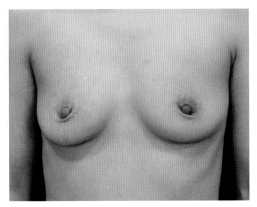

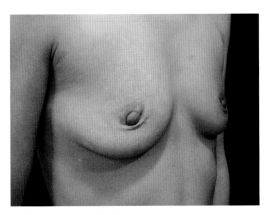

图 9-4-30　术前正位　　　　　　　　　　图 9-4-31　术前右侧 45°

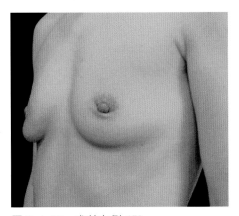

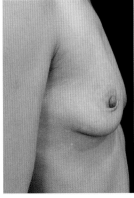

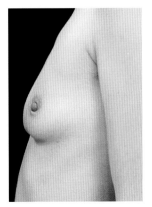

图 9-4-32　术前左侧 45°　　　　　　　图 9-4-33　术前右侧 90°　　图 9-4-34　术前左侧 90°

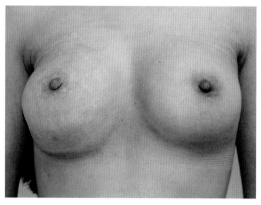

图 9-4-35　术后 7 天正位

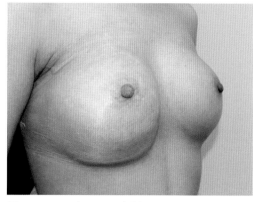

图 9-4-36　术后 7 天右侧 45°

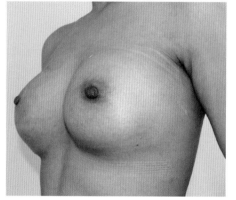

图 9-4-37　术后 7 天左侧 45°

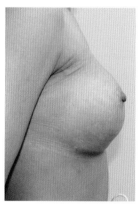

图 9-4-38　术后 7 天右侧 90°

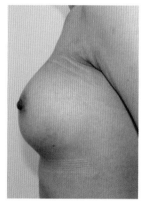

图 9-4-39　术后 7 天左侧 90°

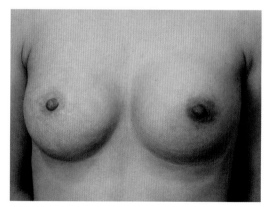

图 9-4-40　术后 3 个月正位

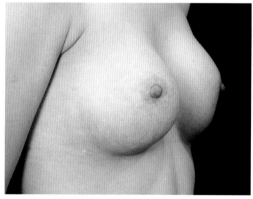

图 9-4-41　术后 3 个月右侧 45°

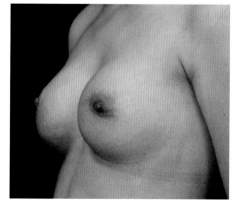

图 9-4-42　术后 3 个月左侧 45°

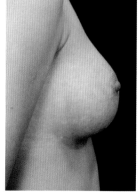

图 9-4-43　术后 3 个月右侧 90°

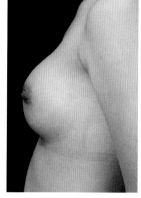

图 9-4-44　术后 3 个月左侧 90°

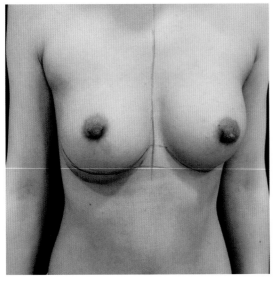

图 9-4-45　术前设计（站立位标记）

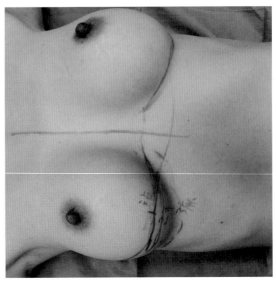

图 9-4-46　术前设计（平卧位标记）
线 1：站立位时拟定的新下皱襞位置。
线 2：平卧位时下皱襞位置。
线 3：原术后下皱襞位置。

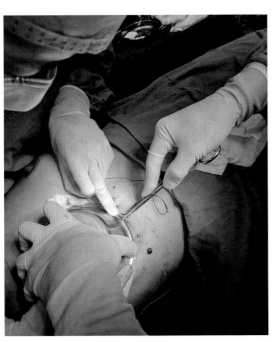

图 9-4-47　术中操作（注意保护乳房假体）

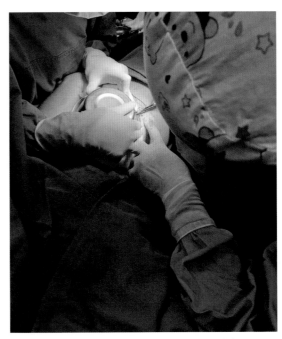

图 9-4-48　术中操作（注意保护乳房假体）

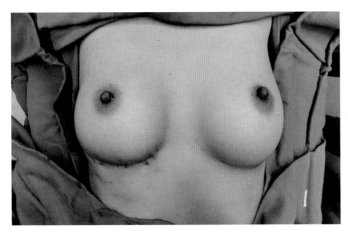

图 9-4-49　术后即刻（坐位）

手术前

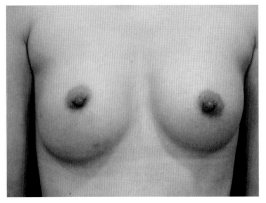

图 9-4-50　术前正位

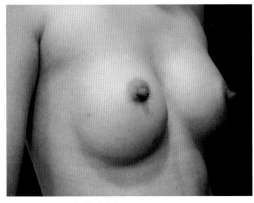

图 9-4-51　术前右侧 45°

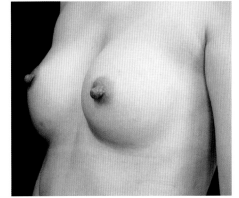

图 9-4-52　术前左侧 45°

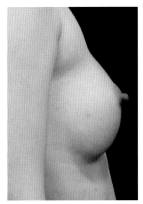

图 9-4-53　术前右侧 90°

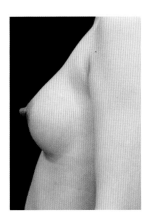

图 9-4-54　术前左侧 90°

手术后

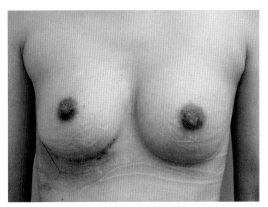

图 9-4-55　术后 7 天正位

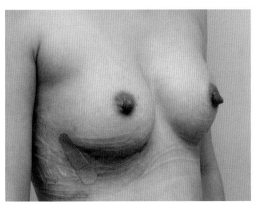

图 9-4-56　术后 7 天右侧 45°

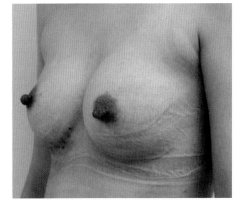

图 9-4-57　术后 7 天左侧 45°

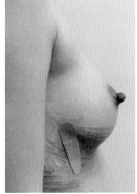

图 9-4-58　术后 7 天右侧 90°

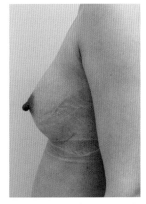

图 9-4-59　术后 7 天左侧 90°

（四）案例四

基本情况　求美者，36 岁，1 年前行"假体隆乳术"，乳晕入路，使用曼托乳房假体 BC HP 225 cc，手术后发现左侧乳房较右侧低 1.0 cm，乳房假体活动度大于 2 cm。给予 3-0 慕丝线埋线修复，手术后下极包扎固定 1 个月，手术后效果满意（图 9-4-60~ 图 9-4-70）。

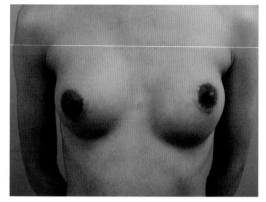

图 9-4-60　术前正位

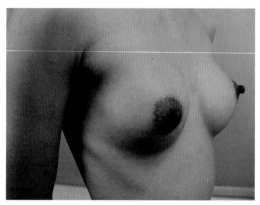

图 9-4-61　术前右侧 45°

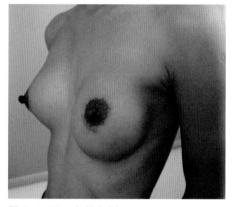

图 9-4-62　术前左侧 45°

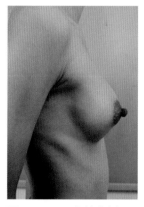

图 9-4-63　术前右侧 90°

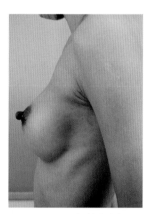

图 9-4-64　术前左侧 90°

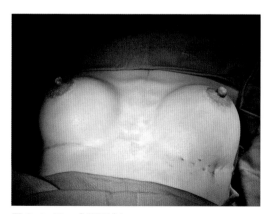

图 9-4-65　术后即刻

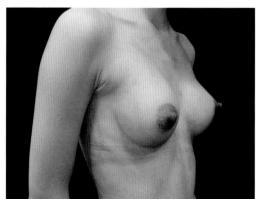

图 9-4-66　术后 3 个月右侧 45°

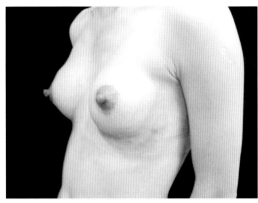

图 9-4-67　术后 3 个月左侧 45°

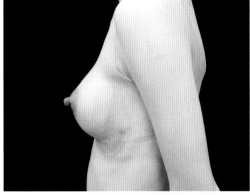

图 9-4-68　术后 3 个月左侧 90°

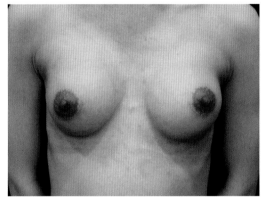

图 9-4-69　术后 3 个月正位

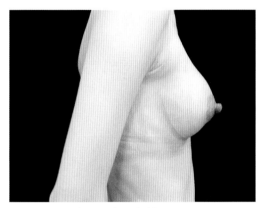

图 9-4-70　术后 3 个月右侧 90°

包膜挛缩

乳房假体植入人体后2周就可以刺激周围组织在假体表面形成散在的薄膜，1个月左右薄膜可以包裹整个假体。此后，包膜可以逐渐增厚，但过厚的包膜影响假体的活动、形态和乳房的手感，这就是包膜挛缩。假体包膜一般在6个月作用基本成熟定型。

一、分级

1.Baker 分级 1975年Baker医生提出假体隆乳手术包膜分级。Ⅰ级：乳房柔软，如同没有手术的乳房。Ⅱ级：轻度变硬，乳房假体可以触及，但外表看不出来。Ⅲ级：中度变硬，乳房假体不仅可以触及，还可以看出外形。Ⅳ级：严重变硬，伴疼痛明显，假体外形变形、变小。

该标准已有四十几年了，现在仍在临床中应用，但笔者认为该标准只能是参考，而在临床中应用较为受限，无法真实地反映假体隆乳手术后的真实效果。国人对假体隆乳手术后的效果更多的是关注手感、外形自然、逼真，因此，笔者根据多年的临床实践，制定了一套标准，比较能反映国人的审美和手术后的实际效果见表9-5-1。

2. 新分级标准（吴细钦标准）（表9-5-1）

表 9-5-1　评分表

体位	平卧位	站立位
假体外观轮廓	a. 看不到。b. 看到局部。c. 看到整个	a. 看不到。b. 看到局部。c. 看到整个
乳房柔软度	a. 如上唇。b. 如鼻尖。c. 如额头	a. 如上唇。b. 如鼻尖。c. 如额头
假体活动度	a. 大于 3 cm。b.1~3 cm。c 小于 1 cm	a. 大于 3 cm。b.1~3 cm。c. 小于 1 cm。

注：①该评分分平卧和站立两种体位；②有3种不同的术后评分项目：a.外形轮廓；b.柔软度；c.假体活动度。

二、处理

1.Baker 分级

（1）Ⅰ级包膜挛缩不是真正意义的包膜挛缩，和自身正常乳房没什么区别。

（2）Ⅱ级包膜挛缩基本不做特殊处理，但如果求美者较想改变，可以考虑在乳房皮下适当填充自体脂肪。

（3）Ⅲ级包膜挛缩的处理可以考虑在乳房皮下适当填充自体脂肪或更换新的乳房假体、松解包膜或去除包膜。

（4）Ⅳ级包膜挛缩的处理则是去除原包膜、重新建立腔隙、更换新的乳房假体。

2. 新评分标准（吴细钦标准）处理方法

（1）0级：6a，正常如己。

（2）1级：5a1b，大致正常，无需特殊处理。

（3）2级：4a2b，有包膜挛缩的倾向，可以预防性推动乳房假体。

（4）3级：3a3b，轻度包膜挛缩，可以预防性定期趴硬床。

（5）4级：2a4b，轻度包膜挛缩，可以预防性定期趴硬床。

（6）5级：1a5b，轻度偏中包膜挛缩，可以预防性定期趴硬床。

（7）6级：6b，中度偏轻的包膜挛缩，可以通过趴硬床来矫正。

（8）7级：5b1c，中度的包膜挛缩，可以通过趴硬床或口服积雪苷片、孟鲁司特来软化包膜。

（9）8级：4b2c，中度的包膜挛缩，可以对消瘦的求美者通过自体脂肪填充或通过趴硬床或口服积雪苷片、孟鲁司特来软化包膜。

（10）9级：3b3c，中度偏重的包膜挛缩，可以通过自体脂肪填充或双平面技术、松解包膜等处理。

（11）10级：2b4c，严重的包膜挛缩，必须清除包膜、扩大腔隙、更换假体等手术处理。

（12）11级：1b5c，较严重的包膜挛缩，必须清除包膜、扩大腔隙、更换假体等手术处理。

（13）12级：6c，非常严重的包膜挛缩，必须清除包膜、扩大腔隙、更换假体等手术处理，手术后应积极预防包膜挛缩的再次发生（图9-5-1~ 图9-5-8）。

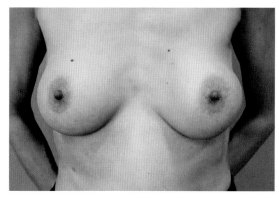
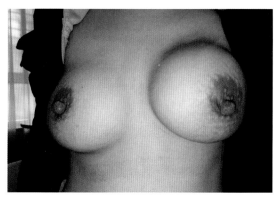

图 9-5-1　乳房假体放置乳腺后出现 3 度包膜挛缩　　图 9-5-2　左侧 4 度包膜挛缩

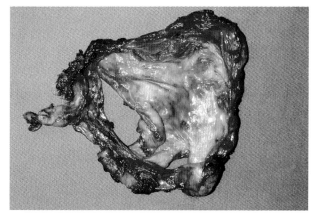
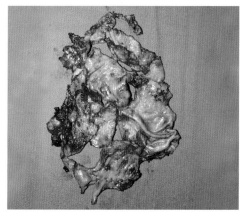

图 9-5-3　包膜完整切除　　　　　　　　　　　图 9-5-4　包膜部分切除

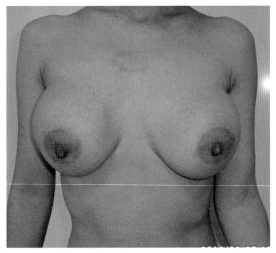

图 9-5-5　包膜挛缩 10 级术前

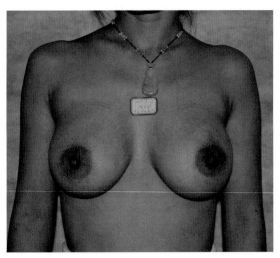

图 9-5-6　术后半个月

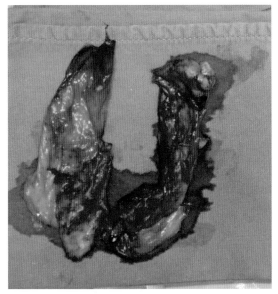

图 9-5-7　左侧切除的包膜

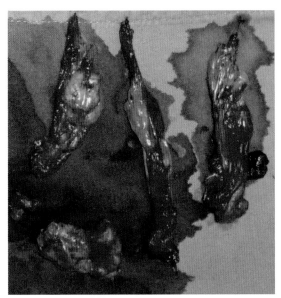

图 9-5-8　右侧切除的包膜

三、手术实例

（一）案例一

基本情况　求美者，41 岁，17 年前行假体隆乳手术，手术后恢复尚好，5 年前自觉双侧乳房渐渐变硬，要求行腋窝入路修复（原乳晕入路）；Baker 分级Ⅲ级，新标准分级 9 级。手术前 MRI 示乳房假体位于乳腺后层次，包膜增厚，包膜囊内有少量积液，假体局部折叠；腋窝入路取出原乳房假体，发现假体已渗漏泛黄，无破裂，内窥镜辅助下给予去除原假体包膜，清洗干净原包膜腔，胸大肌后间隙形成双平面植入麦格水滴型乳房假体 MM 245 cc，手术后恢复良好，外形满意（图 9-5-9~图 9-5-18）。

手术前

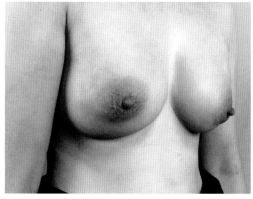

图 9-5-9　假体隆乳术前正面

图 9-5-10　假体隆乳术前右侧 45°

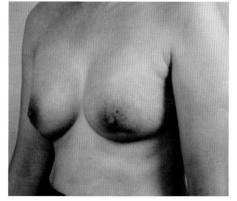

图 9-5-11　假体隆乳术前左侧 45°

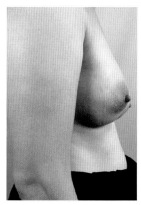

图 9-5-12　假体隆乳术
前右侧 90°

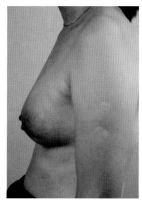

图 9-5-13　假体隆乳术
前左侧 90°

手术后

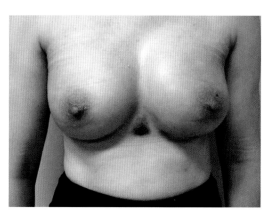

图 9-5-14　假体隆乳术后 7 天正位

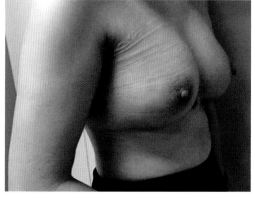

图 9-5-15　假体隆乳术后 7 天右侧 45°

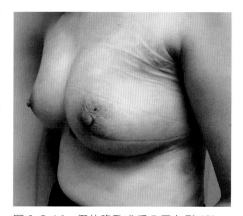

图 9-5-16　假体隆乳术后 7 天左侧 45°

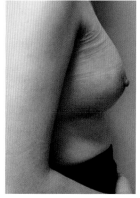

图 9-5-17　假体隆乳术后
7 天右侧 90°

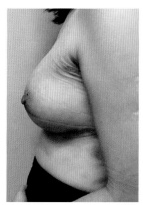

图 9-5-18　假体隆乳术后
7 天左侧 90°

（二）案例二

基本情况 求美者，28 岁，半年前行假体隆乳手术，手术后 1 个月右侧乳房变硬、变形，偶有疼痛，要求修复。手术前检查：Baker 分级Ⅳ级，新标准分级 12 级。手术中见右侧乳房假体受挤压变形，包膜增厚无弹性，给予清除原包膜，更换与同侧一样的乳房假体，手术后 1 周开始口服抗包膜挛缩药物。外形改善明显，效果满意（图 9-5-19~ 图 9-5-28）。

手术后

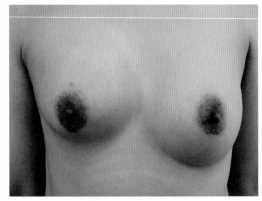

图 9-5-19　包膜挛缩修复术前正面

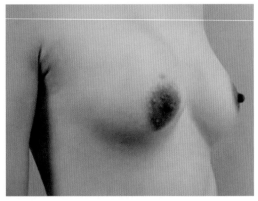

图 9-5-20　包膜挛缩修复术前右侧 45°

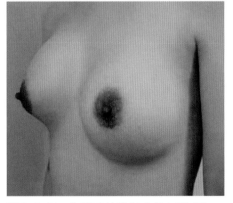

图 9-5-21　包膜挛缩修复术前左侧 45°

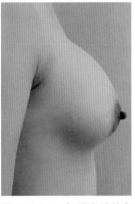

图 9-5-22　包膜挛缩修复术前右侧 90°

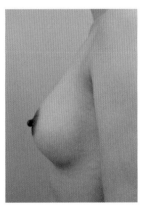

图 9-5-23　包膜挛缩修复术前左侧 90°

手术后

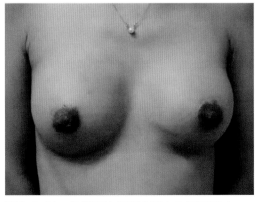

图 9-5-24　包膜挛缩修复术后 1 个月正面

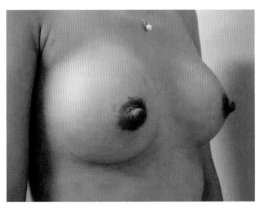

图 9-5-25　包膜挛缩修复术后 1 个月右侧 45°

手术后

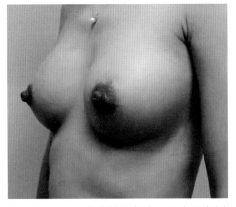

图 9-5-26 包膜挛缩修复术后 1 个月左侧 45°

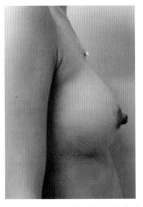

图 9-5-27 包膜挛缩修复术后 1 个月右侧 90°

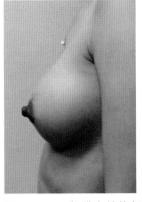

图 9-5-28 包膜挛缩修复术后 1 个月左侧 90°

（三）案例三

基本情况 求美者，46 岁，2 年前从乳晕入路胸大肌后层次行"假体隆乳术"，手术后发现右侧乳房较左侧大，位置偏低，左侧乳房移动性差。手术前检查：右侧 Baker 分级 Ⅱ 级，新标准分级 5 级；左侧 Baker 分级 Ⅲ 级，新标准分级 10 级。手术中见求美者原植入麦格 120 系列毛面乳房假体 220 cc，右侧乳房假体倒置，左侧假体包膜较厚，乳房假体受包膜挤压较明显；给予右侧重新剥离腔隙，松解包膜，左侧去除大部分假体挛缩包膜，重新建立腔隙，植入傲诺拉绚耀 270 cc，手术后效果满意（图 9-5-29~ 图 9-5-38）。

手术后

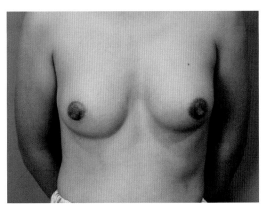

图 9-5-29 术前正面

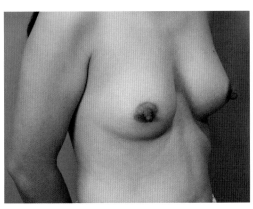

图 9-5-30 术前右侧 45°

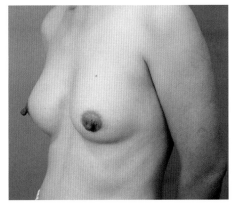

图 9-5-31 术前左侧 45°

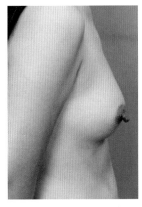

图 9-5-32 术前右侧 90°

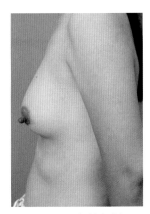

图 9-5-33 术前左侧 90°

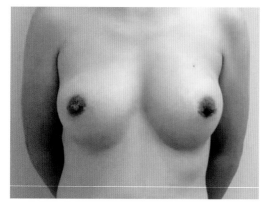
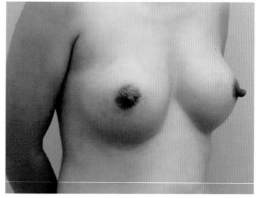

图 9-5-34　术后 1 个月正面　　　　　　　图 9-5-35　术后 1 个月右侧 45°

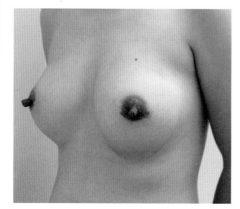
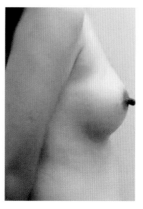
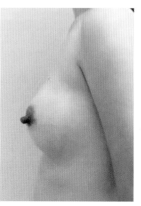

图 9-5-36　术后 1 个月左侧 45°　　　　图 9-5-37　术后 1 个月　　图 9-5-38　术后 1 个月
　　　　　　　　　　　　　　　　　　　　　　　　　　右侧 90°　　　　　　　　左侧 90°

术后疼痛

严格说，手术后疼痛不应作为手术后并发症，但因好多机构都把手术后疼痛当作求美者应该承受的，甚至叫求美者忍痛，这实际是对求美者的一种折磨。

一、原因

手术创伤；内窥镜下高频电刀大功率的烧灼；乳房假体植入后的异物反应；手术腔隙积血；手术后包扎固定过紧。

二、处理

（1）做好手术后镇痛，具体方法见第五章"术后镇痛"。

（2）内窥镜操作过程中可以间断地用冰盐水纱布降温，手术后冰盐水冲洗腔隙，既可以使局部组织降温，又可以冲洗出碳化的组织。

（3）假体隆乳手术后常规应用糖皮质激素 3 天，以减少乳房假体植入后的异物反应。

（4）手术后常规放置负压引流。

（5）手术后包扎松紧合适，尽量用无菌棉垫隔开弹力绷带和皮肤直接接触，尽量不用医用胶布，以防皮肤过敏。

假体破裂

一、原因

（1）假体破裂多因植入假体困难，反复挤压操作致乳房假体变形、变薄、形成皱褶，一般在植入过程中发现或求美者手术后因疼痛或严重包膜挛缩行 MRI 检查后可发现。

（2）乳房假体植入体内时间较长，可能因外壳老化而突然在外力的挤压下破裂。这时候由于乳房假体在体内时间较长，假体在体内形成的包膜都比较成熟、完整，破裂的乳房假体流出的硅凝胶都集聚在包膜囊内，防止其刺激周围组织，临床表现除了乳房外形会有所变化外，不一定表现出严重的包膜挛缩症状，求美者往往在某次体检行乳房 MRI 被查出，而无其他不适（图 9-7-1~ 图 9-7-5）。

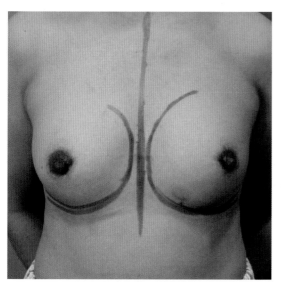

图 9-7-1　右侧乳房假体破裂，双侧乳房柔软，右侧变小

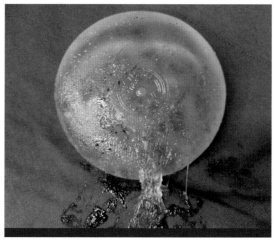

图 9-7-2　右侧取出的破裂乳房假体，渗漏明显，硅凝胶变黄

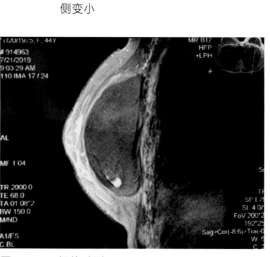

图 9-7-3　假体破裂 MRI

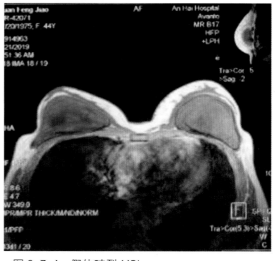

图 9-7-4　假体破裂 MRI

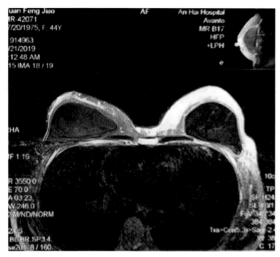

图 9-7-5　假体破裂 MRI

二、处理

（1）如果植入过程中破裂，应扩大切口通道，清除腔隙内的乳房假体凝胶，反复用抗生素盐水冲洗腔隙至干净后更换假体。

（2）如果是后期发现假体破裂，假体包膜形成，破裂乳房假体的硅凝胶由于包膜的包裹，不会外流至其他部位。处理方法是把破裂乳房假体连同包膜一并去除，重新建立腔隙，更换乳房假体；如果有硅凝胶粘到周围组织，则必须彻底清除残留的硅凝胶，否则有可能植入新假体后出现严重的包膜挛缩。

乳头感觉异常

乳头感觉异常分为感觉过敏、暂时性感觉异常和感觉丧失。

一、乳头感觉过敏

1. 原因及症状　具体原因不明，可能是乳房假体植入体内后，刺激垂体，产生对乳头刺激反应过度的冲动或者是假体持续性压迫乳头感觉神经。主要表现是双侧乳头勃起，感觉异常敏感，严重者乳头不能有任何刺激，包括穿衣服，求美者非常痛苦。

2. 处理　一般 3~6 个月症状慢慢减退、消失，只能对症处理，比如减少刺激，乳头用硅胶乳头贴保护；应用神经营养剂等。

二、暂时性感觉异常

1. 原因及症状　可能是剥离腔隙时对第 4 肋间神经乳头感觉分支钝性挫伤或假体压迫引起的暂时性损伤。一般表现为手术后发现乳头无痛觉和触觉。

2. 处理　如果手术者不能判断是否是损伤或假体压迫神经引起的，可以适当应用神经营养剂，观察恢复的情况；大多在肿胀消退后慢慢恢复痛觉，半年到 2 年恢复触觉，一般不用做特殊处理。

三、感觉丧失

1. 原因及症状　钝性剥离腔隙时过于粗暴或电凝时离断第 4 肋间神经乳头感觉分支，造成无法恢复的神经功能恢复。主要表现为术后发现乳头无任何感觉。

2. 处理　有学者主张可以在显微下行第 4 肋间神经乳头感觉分支神经吻合手术。笔者意见是经过至少半年的乳头感觉功能观察，腔隙内离断的神经估计都回缩在其他肌肉组织中难以解剖出来，吻合能否成功还应打个问号，目前尚无文献报道成功经验，只能作为理论上的探讨。

第九节

乳房波纹感

一、原因

乳房假体放置层次过浅或求美者过于消瘦，乳房的乳腺和皮下组织过薄。各种类型的乳房假体均可能出现波纹感，表现为乳房皮肤出现多条凹陷性的皱褶，随体位的改变而改变（图9-9-1）。

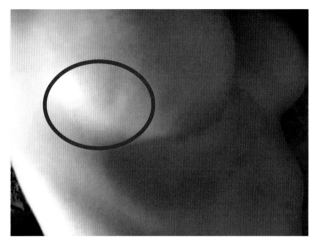

图 9-9-1　凹陷性皱褶

二、处理

（1）层次过浅的可以放置更深层次，比如乳腺后改为胸大肌后。

（2）乳腺和皮下组织过薄者可以在乳房皮下多次行自体脂肪移植。

三、手术实例

1. 基本情况　求美者，女，38岁，8年前行假体隆乳手术，手术后恢复良好。近3年来由于消瘦自觉乳房假体可触及，假体外形随着体位的改变而改变。查体见双侧乳房假体放置于乳腺后，乳房皮下组织和腺体厚度小于2 cm，乳房大小大致一样。手术方法：取出原来假体，为国产某品牌，圆型毛面乳房假体240 cc，于胸大肌后层次剥离，置入曼托圆型毛面高凸乳房假体250 cc。手术后双侧乳房皮肤回缩不同而形态略有差异，其他较满意。

2. 分析

（1）假体放置乳腺后，适合于乳房皮下有足够厚度的组织覆盖的求美者，但其消瘦时乳房皮下厚度也会不同程度地变薄，原来的假体就容易显形。

（2）乳房假体在体内放置多年，也对周围组织产生不同程度的压迫，可使前面的乳腺和底部的肌肉变薄，如果重新放置胸大肌后应向求美者说明手术后早期乳房可能会出现松垂，对新乳房形态有影响，但手术几个月后皮肤回缩后可能会改观。

（3）如果有需要，还可以在乳房皮下注射填充自体脂肪。

第十节

边缘感

乳房的假体边缘感（鱼泡征）是指手指可以触及假体的边缘，像触及鱼泡一样，多在乳房的下极或靠胸骨旁乳房 7~8 点或 5~6 点处。一般外形看不出来，求美者自身可触及。

一、原因

剥离腔隙时局部层次过浅，假体由菲薄处疝出，多在乳房下极边缘或靠胸骨旁乳房 7~8 点或 5~6 点处。

二、处理

（1）自体脂肪填充局部，适用于小于 1 cm 的边缘缺失（图 9-10-1、图 9-10-2）。

（2）将疝出乳房假体回推，用可吸收 1# 蛋白线（平滑提拉线）3~5 条，在包膜表面像渔网一样埋入，注意不要刺破假体，适用中等大小的边缘缺失。

（3）乳晕入路，沿包膜边缘向疝出部位剥离，用刀柄把疝出的假体回缩，用 3-0 丝线（圆针）间断缝合疝出部位的包膜，将缝合后的包膜固定在其上的组织，形成较牢靠的修补，也可用生物补片修补疝出部位。

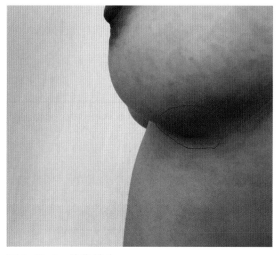

图 9-10-1　边缘缺失

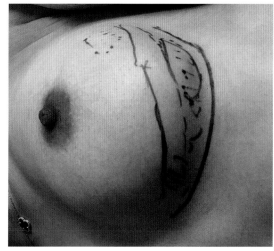

图 9-10-2　术前

三、手术实例

基本情况　求美者，26 岁，半年前行"假体隆乳术"，植入麦格水滴型乳房假体 MM

245 cc，手术后自觉左侧乳房 5 点处可触及假体，约 1 cm × 0.6 cm，给予局部压迫后无改善。征得其同意，取右侧大腿内侧脂肪，处理后的脂肪填在疝出假体上方的乳房皮下层。手术后 3 个月复查，基本未触及假体边缘（图 9-10-3~ 图 9-10-14）。

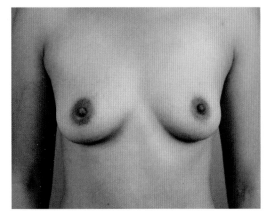

图 9-10-3　隆乳术前正位

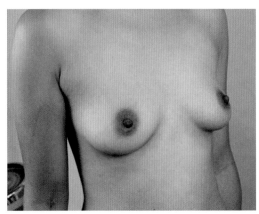

图 9-10-4　隆乳术前右侧 45°

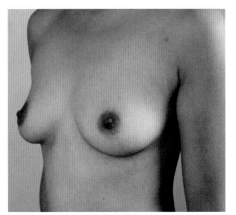

图 9-10-5　隆乳术前左侧 45°

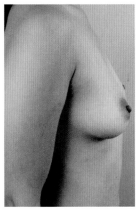

图 9-10-6　隆乳术前右侧 90°

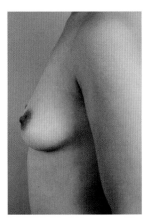

图 9-10-7　隆乳术前左侧 90°

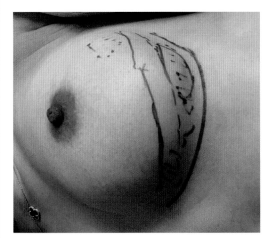

图 9-10-8　注射前平卧位

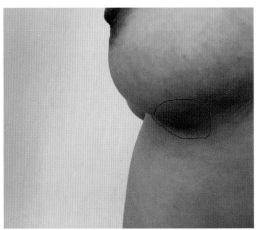

图 9-10-9　注射前站立位

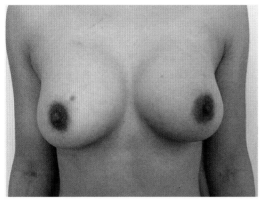

图图 9-10-10　脂肪填充修饰后 3 个月正位

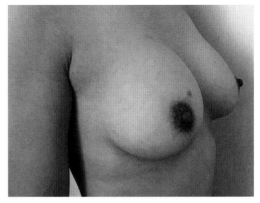

图 9-10-11　脂肪填充修饰后 3 个月右侧 45°

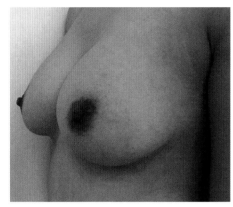

图 9-10-12　脂肪填充修饰后 3 个月左侧
45°

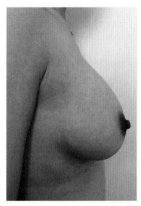

图 9-10-13　脂肪填充修
饰后 3 个月
右侧 90°

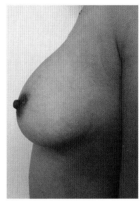

图 9-10-14　脂肪填充修
饰后 3 个月
左侧 90°

双泡畸形

乳房双泡畸形也叫双峰乳，假体植入后形成一个新乳房，原本乳房下垂于假体之下，外形上像两个乳房。

一、原因

（1）多是由于原来胸大肌后间隙植入乳房假体后，乳房因哺乳、年老松弛下垂，假体位置却固定不变。

（2）本身乳腺下垂较明显，为了矫正下垂却选用乳房假体植入矫正，手术后形成明显的双泡畸形，也就是双峰乳。

（3）原本乳房皮肤及皮下组织轻中度下垂，胸大肌后间隙向下剥离过度，乳房假体过于靠下，形成与原乳房不同形态的外形。

二、处理

（1）对于前两种情况，取掉乳房假体，按垂乳矫正手术处理（图 9-11-1~ 图 9-11-3）。

（2）第三种情况可以从乳晕入路调整，在原腔隙下端用 3-0 慕丝线间断缝合形成合适的新下皱襞，如果乳房轻中度下垂，可以在乳晕上缘切除部分月牙形皮肤或双环法矫正下垂。

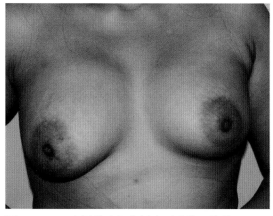

图 9-11-1　右侧乳房假体过高形成的双峰乳

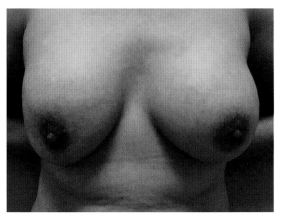

图 9-11-2　单纯使用假体矫正乳房下垂形成的双峰乳

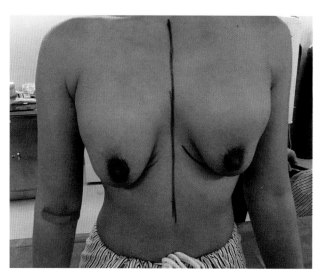

图 9-11-3　乳腺后层次隆乳术后哺乳形成的
双峰乳

异物感

乳房假体植入人体后，有部分求美者可出现异物感和乳房假体有下坠的异样感觉。

一、原因

这多数不是手术因素造成的，一般是求美者主观感觉。

（1）可能是求美者在手术前有见过乳房假体的样品，觉得沉重的假体放置体内后也会有下坠感。

（2）求美者在假体隆乳手术后在一些网站看到相关的手术视频或一些虚假的报道和视频，把自己想象成是当事者。

如果一直有这种感觉也得不到很好的心理辅导，会给生活和精神上带来很严重的负担，甚至可能有极端行为。

二、处理

（1）可给予适当的心理安慰和解释。

（2）对于有强迫心理症状的，建议取出乳房假体，这些异样感觉就消失了。

三、手术实例

基本情况 求美者，女，28 岁，离异。手术前在丰胸体验室选择乳房假体，选择曼托水滴型 280 cc，手术后恢复良好。拆线后在卫生间淋浴，自觉手术后的乳房有明显的下坠感，胸部呼吸困难，难以入睡。来院复查，假体位置、形态正常，无专科问题，考虑"神经官能症"，给予心理辅导，谷维素 10 mg，每日 3 次，口服，无缓解。沟通后得知：求美者在手术前看到要植入体内的乳房假体（样品），手提乳房假体时感觉到明显的下坠感，手术后由于包扎固定这种感觉不明显，包扎解除后就体验到明显的下坠感，内心无法接受这种感觉，强烈要求取出乳房假体。手术前完善必要的法律文件，给予求美者取出乳房假体处理，手术后求美者恢复到手术前的心理状态。

第十三节

异常泌乳

有一部分求美者在手术后双侧乳头可以挤出乳汁，一般量均不多；在假体隆乳手术后7天左右开始出现，一个月时量较多，可以持续3~6个月，个别可以持续1年以上。求美者心理顾虑较明显。这种情况首先注意看乳汁的量、颜色及气味，从而对症处理。

一、原因

（1）如果乳汁量少、色清、无味，多是乳房假体植入后，乳房体积增大，乳房受假体挤压，反馈到下丘脑，机体会误判为怀孕，大脑中枢形成负反馈，垂体产生泌乳素增加，使得乳腺腺泡产生乳汁，挤出的乳汁量不等。

（2）如果乳汁的量多、无味，但颜色呈血性，要注意乳头内导管瘤。

二、处理

（1）如果没有乳汁淤积，无需特殊处理。

（2）如果乳汁较稠，建议把淤积的乳汁挤干净，以防发生乳腺炎。如果淤积严重，则需做相应的处理，每天挤出后用吸奶器尽可能吸干净，大多在3~6个月就可以停止泌乳。

（3）如果乳汁的颜色呈淡血性，有异味，量偏多，那就要注意乳腺导管癌，最好请乳腺外科会诊，做进一步相应的检查和治疗（图9-13-1~ 图9-13-3）。

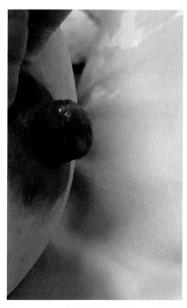 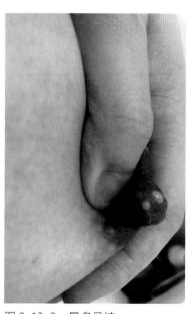 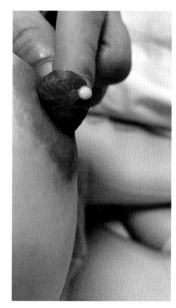

图9-13-1　少量溢乳，较稀，颜色淡　　图9-13-2　量多且浓　　图9-13-3　乳汁淤积

乳房假体移位

假体隆乳手术后发生假体旋转、移位的比较不常见，特别是使用毛面的乳房假体，光面假体比较可能出现移位、翻转。

一、原因

（1）腋窝入路非双平面方法，手术后上肢过早的活动，使胸大肌向上收缩致乳房假体上移或旋转。

（2）光面的乳房假体由于包膜相对较薄，假体早期和周围组织贴合不像毛面乳房假体那么牢靠，由于外力的作用，可能使乳房假体沿原通道上移，特别在平躺时，站立时乳房假体又回到原位置，也可出现假体翻转。

（3）微毛面水滴型低凸乳房假体也会发生，相对于绒毛膜，微毛面和组织的贴合牢靠程度介于光面和绒毛面之间，手术后过早的上肢活动均有可能让乳房假体旋转，即使在包膜成熟后也有可能发生。

（4）术中腔隙剥离范围过大而使用较小的水滴型乳房假体，腔隙黏合不完全时乳房假体已发生旋转、移位。

二、处理

（1）如果使用的是光面圆型乳房假体，出现和体位有关系的假体移位，可以从乳晕入路，取出原乳房假体，在参照对侧乳房假体正常的位置，相当于乳房上极切开并去除 2~3cm 宽的包膜，用 3-0 慕丝线间断缝合固定在肋骨膜或原假体下层包膜，形成相对固定的腔隙，手术后乳房上极固定 2~3 个月。

（2）如果是水滴型乳房假体的移位，比较多见的乳房假体向内旋转，这种移位如果是放在胸大肌后层次，比较难通过非手术处理；如果旋转不严重，一般可以用自体脂肪移植填充皮下层，大多可以改善；如果旋转角明显，则必须通过处理包膜，双平面技术，重新放置乳房假体，手术后包扎固定 2~3 个月。

三、手术实例

1. 基本情况　求美者，33 岁，一年前行"假体隆乳术"，手术中植入曼托水滴型乳房假体 245 cc，术后恢复良好。半年后诉右侧乳房假体向内侧旋转约 40°，双侧乳房形态有一定程度的差异，手法复位没法改变，乳房假体包膜成熟稳定可以考虑给予自体脂肪移植填充乳房皮下层。求美者经过充分的准备后接受自体脂肪移植填充手术，手术后外形改善明显（图 9-14-1~ 图 9-14-10）。

手术前

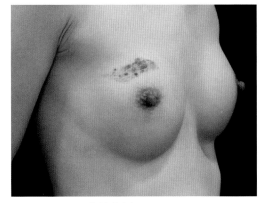

图 9-14-1　调整前正位

图 9-14-2　调整前右侧 45°

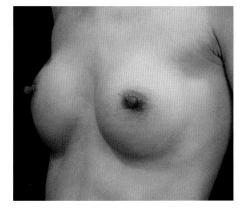

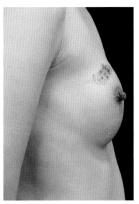

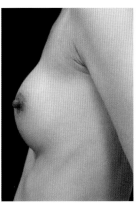

图 9-14-3　调整前左侧 45°

图 9-14-4　调整前右侧 90°

图 9-14-5　调整前左侧 90°

手术后

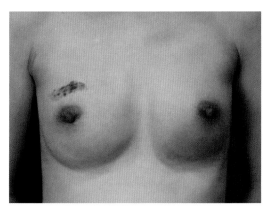

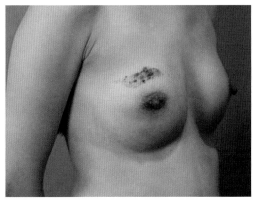

图 9-14-6　调整后 3 个月正位

图 9-14-7　调整后 3 个月右侧 45°

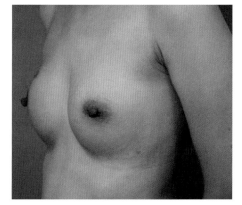

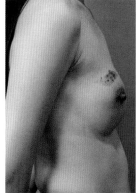

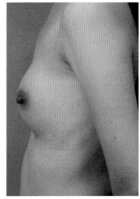

图 9-14-8　调整后 3 个月左侧 45°

图 9-14-9　调整后 3 个月右侧 90°

图 9-14-10　调整后 3 个月左侧 90°

2. 分析

（1）假体隆乳手术后并发假体移位也时有发生，特别是光面和低凸度毛面乳房假体。

（2）如果是水滴型乳房假体出现假体旋转，可以在早期手法反方向调整，一部分案例可以调整到一定位置的。

（3）如果手法调整失败的，乳房假体移位差别不是很明显的或害怕手术修复的，可以考虑自体脂肪填充。

（4）对差别明显的或假体可以自由向上移位的还是手术修复为最佳选择。

胸大肌运动现象

胸大肌运动现象的主要表现是上肢用力活动，胸大肌向上收缩，牵扯和胸大肌粘连一起的假体包膜，带动乳房假体向上活动，而乳腺不受胸大肌收缩的影响，故可表现为乳腺位置不变，而假体向上活动。

一、原因

出现这种现象的原因为乳房假体放置在胸大肌后，而胸大肌没做离断，造成胸大肌的收缩，牵拉乳房假体包膜和假体一起向上运动。

二、处理

（1）处理方法还是以预防为主，对于手术前检查发现胸大肌张力较大的，则建议做双平面隆乳手术。

（2）如果是手术后发现这种情况，除了重新双平面技术修复，对不接受再次手术的求美者，可以尝试用 A 型肉毒毒素行胸大肌多点注射，也可有一定的效果，具体操作见相关章节介绍。注意注射时不可刺破乳房假体。

乳房外形变化

假体隆乳手术后求美者会发现乳房大小会出现大小的变化，乳房外形变化主要表现为变大和缩小。应注意乳房外形变化的原因。出现变大的原因有血清肿和肥胖，如果是肥胖引起的则无需处理。

一、原因

1. 变大的原因 出现变大的原因有肥胖和血清肿。

（1）肥胖：求美者手术后体型变肥胖，乳房皮下脂肪细胞体积变大，皮下脂肪厚度增加，乳房的体积也变大，这种是生理性乳房变大。

（2）血清肿：假体隆乳手术后可在 3~6 个月，甚至时间更久出现血清肿，一般都有使用毛面乳房假体史，应排除 BIA-ALCL，排除后通过抽吸或引流积液，加压包扎，多可恢复；如果明确 BIA-ALCL，则按分型不同而差异化处理，具体见相关章节介绍。

2. 变小的原因 手术后组织水肿、假体对周围组织的压迫和假体破裂。

（1）假体隆乳手术后，周围组织由于手术创伤出现水肿、腔隙部分积液，乳房外形可以一定程度的变大，一般手术一个月后水肿和积液吸收后的乳房形态可比手术后拆线时的大小小 1/4 左右。

（2）假体植入体内一定时间后，假体对周围的组织压迫，使组织变薄，乳房形态可变小，一般术后 3~6 个月求美者可能会主诉乳房变小。

（3）假体放置胸大肌后，甚至有部分医生层次不分而把乳房假体放置胸小肌后，假体在对胸小肌和肋间肌的压迫后，部分假体会陷到肋间隙，乳房假体外凸的部分就变少了，乳房的形态也就变小，这种情况多发生在使用 I 型硅凝胶填充的乳房假体（图 9-16-1）。

（4）乳房假体破裂，硅凝胶外溢，乳房假体对组织的支撑性变小，乳房外形也就变小。

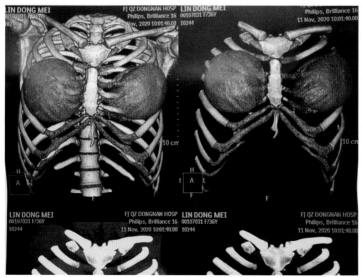

图 9-16-1　可见部分乳房假体已陷到肋间隙中

二、处理

1. 乳房变大的处理

（1）手术后因肥胖引起的乳房变大无需特殊处理，如果求美者较在意，可以行乳房吸脂，使乳房皮下脂肪变薄而达到乳房变小的目的。

（2）如果求美者有毛面乳房假体的使用史，手术后突然出现不明原因的乳房变大，则应高度怀疑血清肿的形成；可以先局部在 B 超引导下抽出积液，乳房加压包扎，抽出的积液常规做 ALK、CD 30 等病理检查，以排除 BIA-ALCL。

2. 乳房变小的处理

（1）如果乳房假体没有破裂，处理方法以自体脂肪移植填充为主，乳房假体无需处理，当然也可以更换使用Ⅲ型硅凝胶作为填充的乳房假体，手术后乳房大小变化较不明显。

（2）如果怀疑假体破裂，可做乳房 MRI 确诊，从乳晕入路，取出破裂的乳房假体及其包膜，取出假体后应彻底清除干净残留的硅凝胶。

三、手术实例

基本情况　求美者，女，26 岁，已育，胸廓较扁平，假体隆乳手术后半年自觉乳房较手术后小半个罩杯（曼托水滴型乳房假体 245 cc，胸大肌后层次）。查体见胸廓扁平，肋间隙较宽，乳腺皮下脂肪厚度大于 1 cm，胸大肌肌张力较大。考虑假体植入胸大肌后受张力较大的胸大肌压迫，部分乳房假体被压到肋间隙，使乳房假体对其前面组织的支撑性变小，乳房外形变小。给予自体脂肪乳房皮下脂肪层内填充，每侧 100 ml，手术后 3 个月乳房体积较前增大。本例未保留影像资料。

胸腹壁血栓性浅静脉炎

前胸腹壁浅表血栓性浅静脉炎（Mondors 综合征）是腋窝入路假体隆乳术后经常会发生的问题，发生率为 25% 左右。表现为从喙弓筋膜到胸大肌浅筋膜层浅层附着的纤维条索，于手臂上举时明显（图 9-17-1、图 9-17-2）；条索也有可能在乳房下级或外侧，于手臂上举或平卧向上推动乳房假体时可以看到乳房下级条索出现（图 9-17-3、图 9-17-4）。一般在手术后 2 周开始发生，1 个月时明显，严重者手

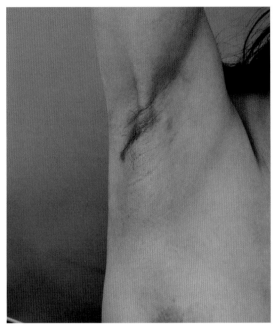
图 9-17-1　术后 1 个月右侧正面

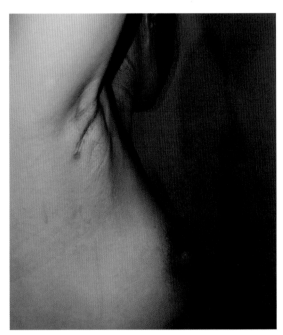
图 9-17-2　术后 1 个月右侧侧面

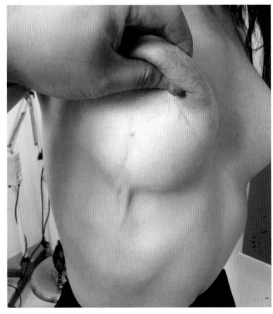

图 9-17-3　乳房下级条索

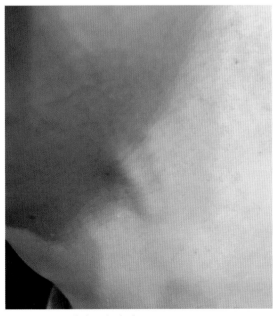
图 9-17-4　乳房下级条索

臂上举时疼痛感明显而活动受限，疼痛感可沿尺神经向手掌尺侧放射，3个月后大多能改善或消失。如果条索位于乳房下极或外侧皮下，不做处理则有可能长期存在，求美者可能会有牵扯痛，造成一定的心理负担。

一、原因

（1）可能是严重的皮下剥离，造成手术后皮下粘连收缩引起的条索样改变，与腋悬韧带分离后引起的浅筋膜回缩有关。

（2）另外一种观点是腋窝皮下或乳房浅表静脉炎引起的。

笔者个人倾向第一种原因是皮下浅筋膜回缩引起的。

二、处理

（1）手掌贴着墙壁，手指做向上爬行的动作，尽量使手臂上抬使条索被拉伸（图9-17-5）。

（2）手掌高过头顶贴着墙壁，侧弯身体，利用身体的重量下压上臂，使条索被拉伸（图9-17-6、图9-17-7）。

（3）患侧手臂上举，使条索绷紧，对侧拇指用力下压条索带（图9-17-8）。

上述方法一般坚持3个月后均可以使上臂活动正常，条索带消失。

如果上述方法未能解决，可根据条索的长短做一个或多个"Z"改形，也可以解决问题。

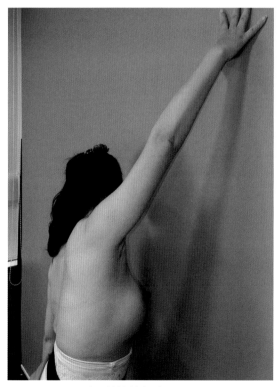

图9-17-5 手臂上抬拉伸条索

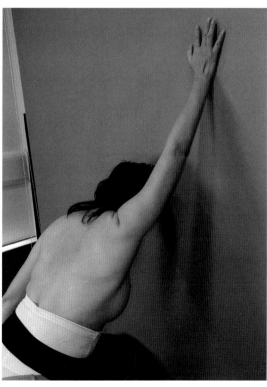

图9-17-6 下压上臂拉伸条索

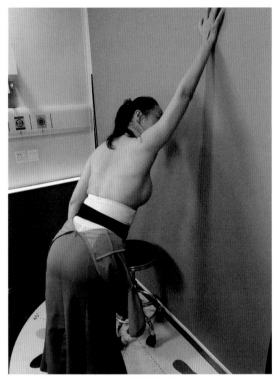

图 9-17-7　下压上臂拉伸条索

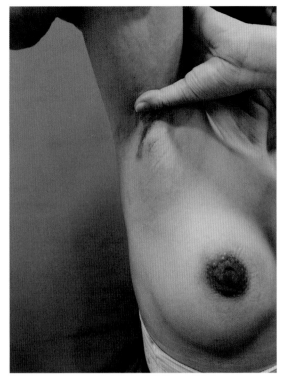

图 9-17-8　下压条索带

三、预防

　　不可皮下过度剥离，但也不可过深剥离，一般在腋脂肪垫上方进入较合适，还可以避免损伤肋间臂神经和上臂内侧皮神经。

第十八节

乳房假体相关性间变性大细胞淋巴瘤

具体见第十一章内容。

第十九节

乳房假体相关症候群

一、原因

乳房假体相关症候群（BII）并不是一个具体的疾病诊断，在接受假体隆乳手术的部分求美者会出现一些全身性症状，比如表现为疲劳、虚弱、肌肉骨骼疼痛、晨僵、焦虑、抑郁失眠、皮肤潮红、盗汗、异物感、假体硅凝胶流动感、胸壁皮肤痤疮、腰背酸痛等，自身怀疑是乳房假体引起的。因为主观性的描述居多，往往很难找出原因；取出假体和切除包膜后症状可能缓解或者消失，也可能没有明显改善。目前尚无证据证明这些症状与硅胶乳房假体之间存在明确的相关性，仍需要进一步的研究。

二、处理

（1）求美者在手术后会表现的主观性、自主神经功能性症状，一般对症处理就行。

（2）皮肤痤疮严重的可以针挑脓头，百多邦外涂，多可以消退。

（3）腰背酸痛多是手术后疼痛长时间卧床引起的腰背部肌肉痉挛，理疗后多能好转。

附：术后随访的个人体会

上述这些常见的手术后并发症，很多都可以在早期发生并处理。许多美容手术在手术中都很顺利，可到拆线或复查时求美者却不满意，因此，手术后随访的重要性就不言而喻了。求美者接受了假体隆乳手术，要接受乳房假体长期在体内存在，难免有许多的顾虑和担忧，有时候手术医生把手术做得很漂亮，但求美者不一定满意，原因不是技术方面的，而是对手术后的担忧、顾虑得不到及时解答和关怀。所以，做好手术后随访可以弥补医疗中沟通欠缺的不足。

如何做好手术后沟通呢？笔者在多年的临床工作中形成自己的手术后随访方式。

（1）建立微信：微信是目前国内最常用的聊天工具，可以文字、语音和视频，求美者手术后有啥问题需要处理的、手术后复查均可以通过微信联系，但求美者太多怎么办？笔者将求美者微信名按"姓名＋年龄＋材料＋手术日期"的格式备注，描述项备注"籍贯＋住的城市（手术地点）＋职业＋身高＋体重＋求美者的特殊情况（胸壁有否畸形、乳房松弛情况、乳房大小）＋联系电话"；这样求美者的基本情况就一目了然，如果微信联系时，即使不知道求美者长啥样，也能知道她（他）的情况，解决问题就比较有针对性。

（2）手术再多，时间再怎么没空，对近期手术的求美者还是要亲自联系的；一方面可以了解手术后恢复情况，另一方面也是人文关怀，促进和谐的医疗关系。

（3）手术后的定期复查就可以交给助手，1个月、3个月、6个月、12个月、24个月，每次复查都必须留存资料；如果能收集更久的手术后随访资料，对手术效果的评估、学术资料的收集和医院经济效益的提高是很有帮助的。

很多医生对手术后随访都不是很重视，也很少参与，但笔者认为手术后随访既可以了解求美者手术后的恢复情况，减少不必要的麻烦，又能使求美者介绍更多的朋友来找你做手术，因此，笔者觉得医生们可以借鉴，特别是民营医院的医生。其他的人文关怀（可能和专业无关），就由医院专门的客服人员去处理。

假体隆乳术相关的辅助方法

A 型肉毒毒素在假体隆乳术的应用

近几年来屡见报道 A 型肉毒毒素应用在假体隆乳手术中，笔者也做了一些案例，主要目的是放松胸大肌，减少胸大肌对乳房假体的影响，减轻求美者手术后的疼痛，多用于盲视下操作、胸肌较肥厚有力的求美者。

一、A 型肉毒毒素的作用机制

1. 松弛骨骼肌　肉毒毒素可阻断骨骼肌的神经传导，使骨骼肌与运动神经末梢有特异性亲和力，作用在神经肌肉的接头处，阻断神经介质的传递，抑制乙酰胆碱的释放，导致骨骼肌发生失神经性松弛麻痹。

2. 抑制疼痛　肉毒毒素和运动神经或交感神经末梢表面的受体结合，进入神经末梢内与酶复合物结合，分裂 SNAP-25 蛋白，抑制神经递质乙酰胆碱的释放，最终阻断神经信号的传递，对感觉神经产生止痛作用，减少求美者手术后由于肌肉挛缩造成的疼痛。

3. 肉毒毒素对组织的作用慢慢消失的原因　肉毒毒素是一种蛋白质，会随时间而代谢、失活；机体可产生新生的神经末梢突触，恢复神经和肌肉的连接。

二、A 型肉毒毒素的应用

1997 年 CFDA 批准国产肉毒毒素衡力的临床应用，2010 年批准进口的保妥适（Botox）用于临床。其后肉毒毒素广泛应用于医疗美容、眼科、神经科、瘢痕增生、腋臭、疼痛治疗等。

三、A 型肉毒毒素在假体隆乳手术的应用

主要应用于没有做双平面、胸大肌较肥厚的求美者；目的是放松胸大肌，减少胸大肌对乳房假体的影响和手术后疼痛（图 10-1-1）。

1. 方法　选用衡力或保妥适（Botox），最好在隆乳手术前一周到一个月注射，也可在假体腔隙剥离前注射。注射前应检查求美者两侧胸大肌的肌张力，一般每侧 100 U，2.5 ml 生理盐水稀释，每点 4 U，沿胸大肌肌纤维方向三排，一排约 8 个点，间隔 1 cm 进针。进针不要垂直，而是呈斜 60°进去，注意回抽，以防进入胸腔（图 10-1-1）。注射点不可太靠内侧，尽量选在肌肉最厚实的区域；注意不可在脂肪层内注射。注射后 3 天胸大肌肌张力开始减弱，一个月作用效果最佳，6~9 个月基本消退，此时，乳房假体周围包膜已成熟。

2. 效果　肉毒素注射起效后求美者手术后疼痛感明显比对照组降低，乳房柔软度相对较软，但

包膜挛缩发生率没明显差异（治疗案例较少，无法非常真实显示实验结果，有可能产生误差，只能作为参考）。

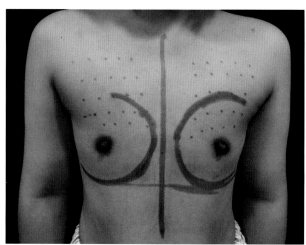

图 10-1-1　术前

Brava 系统在乳房假体隆乳术的应用

一、概述

　　Brava 是一款来自于美国的医疗器械，主要用于女性的丰胸、塑形及胸部类改善，是一个与手术丰胸共同被医学界认可的丰胸方法。Brava 是经过 FDA、SFDA、CE 和 ISO13485 四重认证的乳房改善类医疗器械。这是通过了临床验证的无需手术即可安全健康有效隆乳的方法，已经得到了国内和国际上大多数医疗机构和医生的认可推荐。Brava 拥有全球先进的即时数据传输控制系统。使用者可以通过 Brava 特制组件将使用状况以数据形式上传到 Brava 控制中心，使用者不仅可以自己观察到乳房增长的变化，而且 Brava 顾问还可以根据使用者上传的数据调整其使用情况。每个 Brava 使用者都有专业的售后医生跟踪其使用情况，以帮助其获得期待中的增长变化。

二、历史

　　1962 年，Corning 首次使用硅凝胶乳房假体，成为隆胸史上的里程碑。

　　1994 年，美国整形协会专家 Dr. Roger Khouri 根据组织扩张原理，研究发明了 Brava。

　　1998 年，美国整形协会前任主席 Dr. Thomas J·Baker 以独立研究人员的身份协同数十名整形专家在美国对 Brava 进行了第一次临床实验，共有 17 名女性参加，其中 12 名女性完成实验。

　　2001 年，Dr. Roger Khouri 和 Dr. Thomas 在美国进行了第二次临床实验，共有 125 名女性参加，其中 95 名女性完成实验。

　　2001 年，两次临床实验表明，每位完成实验的女性每天使用 Brava 10 小时，连续 10 周，乳房平均可增长 105cc 左右大小。Brava 获准成为经临床验证的非手术隆胸塑形系统在美国正式上市。

　　2003 年，Brava 作为除手术外被医院医生认可的隆胸塑形系统被引进中国。

　　2003 年，Brava 开始与中国几家著名整形医院（中国医学科学院整形外科医院、北京协和医院、上海交通大学医学院附属第九人民医院、上海长征医院、长海医院、上海交通大学医学院附属仁济医院、复旦大学附属中山医院等）联合开展有关的临床研究。

　　2004 年，Brava 作为除手术外被中国医院专家认可的隆胸产品被引进，正式在中国上市。

三、原理

　　在人类历史上，皮肤软组织扩张的原理在数个世纪前已被人们不知不觉的应用，如非洲人加戴项圈延长颈部的长度和下唇延长法。在医学的应用也有很长的历史，始于 20 世纪的肢体延长牵引法实际就是一种软组织扩张术，这种方法不断改进，已受到骨科和身材矮小者的青睐。在整形外科，自 Neumann 1957 年报道软组织扩张器以来，通过不断地改进和推广，软组织扩张术已成为整形外科的常规治疗手段之一。在颌面外科通过对骨牵引法来矫正颌骨畸形与缺损，原理就是通过机械牵拉的方法来刺激组织生长。Brave 系统也是基于公认的皮肤软组织扩张原理而设计的，即通过皮肤外持续、稳定、温和的负压产生一向外的牵张力来刺激乳房组织的增长，以达到隆乳的目的。

Brava 的设计原理依据在医学界已盛行 30 多年的"组织扩张原理"，该原理主要运用于外科手术中的新组织重建，例如组织扩张、肢体延长、乳房重建和面部修复等手术，为数以亿计的人们解除了缺陷的烦恼。同时它还拥有几万名全球各地的使用者对 Brava 的赞誉，包括美国、英国、德国、意大利、奥地利、韩国和澳大利亚等医学发达国家。消费者们对 Brava 的赞誉，让 Brava 更自信，也更坚定了 Brava 为中国女性带来幸福和自信的决心。

四、设计、形成及其临床验证、发展

Brava 的设计者是美国著名的整形外科专家 Dr. Roger Khouri，当初设计 Brava 就是因为看到了太多的女性为实现自己的梦想而不得，更有甚者付出了一生惨痛的代价。为此，Dr. Roger Khouri 设计了 Brava 这款医疗器械。Brava 的发明引起了医学界的广泛关注，尤其是 2000 年获得美国医学权威杂志《PRS》整版刊登报道后，引起了整形界的轰动。进入中国后，Brava 邀请中国六大著名整形外科医院（上海交通大学医学院附属第九人民医院、上海长征医院、长海医院、上海交通大学医学院附属仁济医院、复旦大学附属中山医院和北京协和医院）的专家们进行了中国女性的医学临床验证。最终的验证结果表明：Brava 同样对中国女性有效，也让中国的专家们对 Brava 产生了巨大的信心。上海的专家们在各自的医院介绍 Brava，北京协和医院的专家们更在协和医院网站上做了专题报道，并对 Brava 做进一步研究。

Brava 是除手术之外允许在医院销售的隆胸塑形系统。来自美国的 Brava 隆胸塑形系统，是迄今为止较成功的丰胸产品，在丰胸技术非常成熟的欧美市场，只有两种丰胸方式经过临床验证：手术丰胸和 Brava 非手术隆胸塑形系统。其他的药物、乳霜、精油及所谓的物理丰胸方式都已被证实无效甚至对人体有害，已被美国 FDA 禁止在市场流通。

Brava 首次研究的结果被刊登在 2000 年 6 月号的整容塑形外科手术杂志《Plastic and Reconstructive Surgery》上，并在不久后递呈 FDA。Brava 是经过临床验证的非手术隆胸塑形系统，它拥有全球 12 项相关专利。在全世界 20 多个发达国家均有销售，包括美国、英国、德国、意大利、日本、韩国等，已经为数十万名女性成功塑造了完美体形。Brava 之所以有庞大的使用群体正是因为它被医学界验证具有极高的有效性、安全性，并被美国《TIME》誉为世界丰胸史上的里程碑。

五、使用时机

Brava 在乳房外科更多的是用在自体脂肪移植隆乳手术和乳房再造手术，现在也有用于假体隆乳手术前和手术后。

1. 假体隆乳前　对于自身乳腺发育不良或哺乳后萎缩明显的，可以按 Brava 的佩戴方法佩戴后，局部皮肤和乳腺均有一定程度的扩张，这时候假体在胸大肌后层次可以有更大的空间，求美者可以使用相对大体积的乳房假体以达到满意的罩杯。

2. 假体隆乳后　求美者由于自身乳房基础不足，植入乳房假体后可能对手术后效果不满意，可以先佩戴 Brava 一段时间，使乳腺和皮肤有一定的延展性，再在乳房皮下进行自体脂肪移植填充，增加了脂肪的成活率和乳房的体积。

六、愿景

Brava 有一个梦想，它希望每一位中国女性都能使用它，都能通过它获得自己渴望的玲珑曲线，通过它获得注视的焦点，通过它获得傲人的自信，更通过它实现女性的梦想。Brava 渴望为所有需要帮助的女性带来幸福的开始，带来魅力的改变，带来自信的恢复。

七、产品

1.Brava 家庭智能版　在医生的指导下佩戴，在家按指导佩戴，适用于单纯增大乳房体积的求美者。

2.EVE 医用版　在医院由专业人员操作，观察乳房的变化和皮肤的反应，应用于想通过欲扩张后使用自体脂肪填充和乳房假体手术的求美者。

八、不良反应及处理

1. 不良反应　多数是由于佩戴不正确造成的，部分是由于皮肤过于敏感；停止佩戴后不适自然消失。

（1）皮肤轻度不适：红、痒、压痕、过敏性红疹。

（2）皮肤中度不适：水疱、色素沉着。

2. 处理

（1）各种保湿乳液、芦荟膏局部涂抹。

（2）3M 水疱贴膜，保护皮肤，促进新生。

（3）顽固性色素沉着：氢醌霜乳膏淡化色素沉着或激光治疗。

硅凝胶乳房假体辅助递送袋 的应用

硅凝胶乳房假体辅助递送袋（简称递送袋）是一种近年来在国内使用的乳房假体植入辅助用具，外形为一锥形套筒，由聚氯乙烯薄膜制成，内表面敷有一层透明质酸钠亲水性涂层。产品经环氧乙烷灭菌，一次性使用。目前在国内已获批文，国械注进 20152661654，可以合法使用，主要用于在硅凝胶乳房假体植入过程中，通过提供具有较小摩擦的壳体 - 组织界面辅助硅凝胶乳房假体的输送（图 10-3-1）。

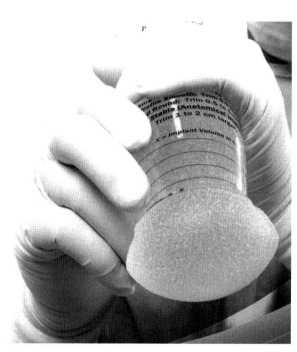

图 10-3-1　硅凝胶乳房假体辅助递送袋

一、优点

（1）在假体隆乳术植入假体时使用，可最小化减少植入物和皮肤表面接触的可能，降低乳房内源性潜在的污染，最大限度地降低包膜挛缩的发生。

（2）递送袋表层有透明质酸钠亲水涂层，可降低乳房假体外壳所受的压力和摩擦力，减少植入假体的局部应力，降低乳房假体损伤变形的可能性，使手术医生省力又省时。因此，利用该材料的假体隆乳手术也叫非触及式隆乳，许多手术医生渐渐接受并使用（图 10-3-2）。

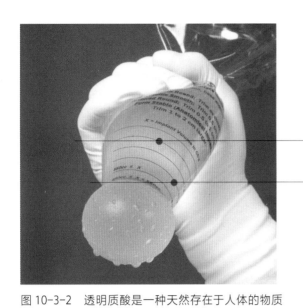

外表面：清晰的刻度操作指南

内表面：透明质酸钠　亲水涂层

图 10-3-2　透明质酸是一种天然存在于人体的物质

二、使用操作步骤

（1）递送袋外表面有清晰的操作刻度，上面标记的数值大约为所使用的乳房假体的容积，使用时沿假体对应的刻度剪开，递送袋外形就呈漏斗状。

（2）修剪后的递送袋放置在生理盐水中浸泡、水合，内表面有透明质酸钠亲水涂层，表面形成润滑的作用。

（3）把待植入的乳房假体放进递送袋内，注意假体不要滑出来。

（4）把漏斗小口对着切口，略进入切口 1 cm 左右，双手交替挤压另一侧，动作要一气呵成，如果通道通畅，几秒钟就挤进去。

三、注意事项

（1）注意使用前要认准对应刻度，盐水液浸泡均匀。

（2）乳房假体植入递送袋内底面朝下，以防滑脱掉出来。

（3）递送袋是一次性使用，假体植入后应按医疗废物处理。

与假体隆乳术相关的文胸使用

在日常的假体隆乳手术中，经常会有求美者要求通过隆乳手术使乳房增大罩杯，可是，当笔者问她对罩杯的了解，她们往往不知所以然。也有求美者手术后咨询医生要挑选多大的文胸，手术医生也是一脸茫然。因此，有必要向广大手术医生介绍罩杯和合适文胸的使用（图10-4-1~ 图10-4-8）。

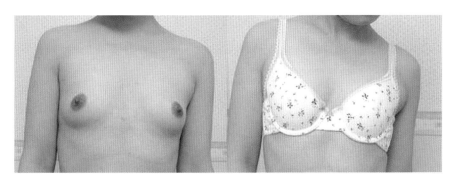

图 10-4-1　A 罩杯

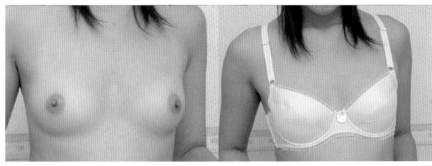

图 10-4-2　B 罩杯

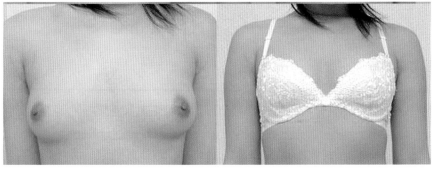

图 10-4-3　C 罩杯

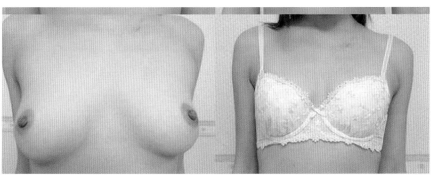

图 10-4-4　D 罩杯

219

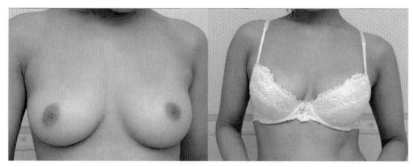

图 10-4-5　E 罩杯

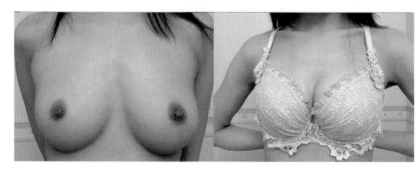

图 10-4-6　F 罩杯

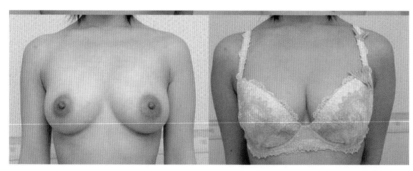

图 10-4-7　G 罩杯

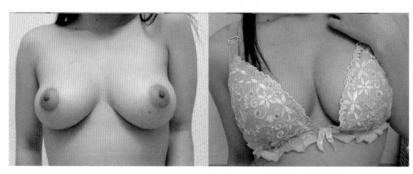

图 10-4-8　H 罩杯

　　罩杯这个词是由法国人确定的。因为胸罩是 20 世纪 20 年代由法国人发明的，它的前名是紧身衣。胸罩英文名为 Bra，此词就是源于法文。在法国人发明胸罩的同时，也确定了由此衍生的胸部或乳房大小的单位。而罩杯一词被国人翻译得相当形象，因为胸罩除了带子，就剩下两个像杯子一样罩在胸部的罩子，所以由罩杯的大小来测量乳房的大小，这样既简便又易懂。文胸罩杯是文胸的主体，它起到护胸、塑胸、隆胸、美胸等重要作用。

一、样式

　　1. 全罩杯　可以将全部的乳房包容于罩杯内，具有支撑、提升、集中的效果，是最具功能形的罩杯。任何体形皆适合，适合乳房丰满及肉质柔软的人。

2 . 3/4 罩杯 是所有胸罩中，集中效果最好的款式，如果你想让乳沟明显地显现出来，那一定要选择 3/4 罩杯来凸显乳房的曲线，任何体形皆适合。

3 . 1/2 罩杯 利于搭配服装。此种胸罩通常可将肩带取下，成为无肩带内衣，适合露肩的衣服。

二、尺寸计算

罩杯尺寸的计算方法由其深度决定。乳房最高点的胸围（经乳头）减去乳房下皱襞胸围一圈的长度就是罩杯尺寸（表 10-4-1）。两种罩杯间的尺寸（胸罩尺寸）则以够长的背扣来量度。

罩杯尺寸＝上胸围－下胸围

表 10-4-1　罩杯尺寸说明表

罩杯型号	胸围与下胸围的差距 /cm	罩杯型号	胸围与下胸围的差距 /cm
AA	7.5	E	17.5~20
A	7.5~10	F	20~22.5
B	10~12.5	G	22.5~25
C	12.5~15	H	25~27.5
D	15~17.5	I	27.5~30

胸罩尺寸 = 下胸围尺寸（cm）

如，您的下胸围量得为 79 cm，那就是 80 号，你的上胸围量得为 92 cm，两数相减得 13 cm，那就是 C 杯，把二者结合在一起，您应该戴的胸罩为 80C。

如果您的上围是 87.5 cm，下围是 75 cm，上下胸围之差为 12.5 cm，那么您的罩杯为 B，您应选择 75B 的尺码。具体如何选择文胸，可参照下表（表 10-4-2）。

表 10-4-2　文胸尺码对照表

下胸围 /cm	上胸围 /cm	上下胸围之差距 /cm	杯型	尺码
70	80	10	A	70A
70	82.5	12.5	B	70B
70	85	15	C	70C
75	85	10	A	75A
75	87.5	12.5	B	75B
75	90	15	C	75C
80	90	10	A	80A
80	92.5	12.5	B	80B
80	95	15	C	80C

下胸围 /cm	上胸围 /cm	上下胸围之差距 /cm	杯型	尺码
85	95	10	A	85A
85	97.5	12.5	B	85B
85	100	15	C	85C
90	100	10	A	90A
90	102.5	12.5	B	90B
90	105	15	C	90C

三、胸围测量

（1）先将衣服脱去，双手自然下垂放松站着，双脚并拢，脸向正前方，微微抬起下颌。

（2）将皮尺水平地圈在胸围最凸出处（经乳头），由松慢慢收紧，松紧适中。将上胸围数值记录下来（单位：cm），然后测量乳房下皱襞胸围并记录下来（单位：cm）。

四、不同单位之间的换算

下胸围尺寸换算（1 in=2.54 cm）：70 cm 为 32 in，75 cm 为 34 in，80 cm 为 36 in，85 cm 为 38 in。

它们都是 5 的整倍数，尺码允许误差为 ±2.5 cm。比如您的下胸围为 77 cm，那么您应戴 75 号的胸罩，如果恰好是 77.5 cm，那么 75 号和 80 号的文胸您都可以试戴一下，选择最合适的。

可简单根据下胸围尺寸选择：56~63 cm 为 28/60（极少），63~68 cm 为 30/65，68~73 cm 为 32/70，73~78 cm 为 34/75，78~83 cm 为 36/80，83~88 cm 为 38/85，88~93 cm 为 40/90。

有时胸罩的尺码可能写成 34/75，也可能只写 34 或 75。

五、符合中国标准的胸围

（1）半球形、圆锥形的乳房是属于外形较理想的。

（2）两乳头间距离在 22~26 cm 之间，乳头微微自然向外倾。

（3）乳房微微向上挺，腺体厚 8~10 cm。

按此计算：胸围与身高比（胸围 / 身高）不大于 0.49 为胸围偏小，等于 0.5~0.53 为标准，不小于 0.53 为美观，大于 0.6 为过大。

六、正确佩戴胸罩七步骤

步骤一：上身向前 45° 倾斜，让乳房进入罩杯。

步骤二：双手握住胸罩边带滑向身后扣上背扣。

步骤三：调整乳头位置于罩杯尖端。这很重要。另外，还要看内衣是欧式版型还是亚洲版型，不同的版型尖端位置不同,所以尖端位置要找准。长时间不注意这个的话可能会导致乳房变形,甚至乳头凹陷。

步骤四:站直再调整,将外露的肌肉拨入胸罩内。

步骤五:双手调整肩带,肩带松紧要适宜,以能在肩带与皮肤之间插入一根手指为宜。

步骤六:将两侧边带拉平至无皱。

步骤七:做整体检查,腋下是否有副乳,背后是否平整等。

看了上面的讲解,相信大家都知道如何测量胸围及选择文胸了。

生活用的文胸和医用的有所区别,假体隆乳手术后有专用的文胸。但现在有许多厂家生产的文胸还是以生活用的为主。笔者研究设计了几款医用文胸,分别是手术后塑型、腋窝切口手术后专用、手术后普通乳房护理专用。

第十一章

乳房假体相关性

间变性大细胞淋巴瘤

2019 年 7 月 24 日，全球最大的乳房假体制造商因其生产的 Boi-cell 毛面乳房假体及组织扩张器可能和乳房假体相关性间变性大细胞淋巴瘤（BIA-ALCL）有关，宣布在全球范围内召回其旗下毛面乳房假体，一时间包括医生和广大求美者都陷入恐慌。为了更好地了解 BIA-ALCL，笔者特意把国内外学者对 BIA-ALCL 研究的相关内容整理出来，让大家更深刻地了解 BIA-ALCL，以消除不必要的恐慌。

一、发现历史

1997 年，Keech 和 Creech 首次在杂志上报道了 BIA-ALCL。

2011 年和 2016 年，FDA 发布提示，表明放置乳房假体的求美者存在患 T 细胞淋巴瘤的可能性，虽风险很小但有增加的风险。

2016 年，世界卫生组织（WHO）确认了 BIA-ALCL 是一种罕见的 T 细胞淋巴瘤。

2017 年，英国 Johnson L 报道了英国发现 23 例 BIA-ALCL。

2019 年，澳大利亚报告了 76 例 BIA-ALCL。

2019 年 4 月，法国医药和保健国家安全局（ANSM）禁止市场上近 90 种毛面乳房假体在法国使用。

2019 年 4 月，FDA 召开听证会后同意毛面乳房假体在市场上使用，但必须进行风险告知。

2019 年 7 月，美国某知名乳房假体生产商宣布在全球范围内召回 Boi-cell 毛面乳房假体，光面假体不受影响。

2019 年 8 月，上海市药品监督管理局发文指出：目前中国境内没有收到 BIA-ALCL 病例报告，且整个亚洲只有极个别的病例报告（韩国、日本、泰国）。本次召回不涉及已被使用的产品，本次主动召回的级别为二级。

二、什么是 BIA-ALCL

BIA-ALCL 不是乳腺癌，它是一种非霍奇金淋巴瘤（NHL）。间变性大细胞淋巴瘤作为 T 细胞淋巴瘤的一个亚型是由 Stein 等于 1985 年首次报道的。它通常发生在隆乳手术植入、因乳房癌而切除乳房后的假体植入等手术后，表现为乳房植入物周围的液体肿胀。尽管 BIA-ALCL 是可治疗（移除假体及瘢痕组织、放疗、化疗等）的，但如果不被及时发现，它也会发生增殖和转移而威胁生命。其发病机制目前尚不明确，但是慢性炎症刺激与其有一定的相关性。病理类型多是以血清肿为表现的原位型，少数以肿块为表现的肿块型。

2016 年，WHO 淋巴瘤新增的暂定分类中增加了乳房假体植入相关的间变性大细胞淋巴瘤（ALCL），形态学表现为间变性淋巴瘤激酶（ALK）阴性，T 细胞（抗原）受体（TCR）克隆性重排阳性。该病可发生在隆胸使用的硅树脂或盐溶液周围纤维性包膜中，发生率非常低（每年 1 / 100 万隆胸病例），仅占结外淋巴瘤的 1%~2%，占全部乳腺肿瘤的 0.04%~0.50%，发生于隆胸后 3~19 年（中位年龄 8 年）。

ALCL 属于 NHL，可分为原发性和继发性，原发性又分为皮肤性及系统性，细胞为 CD 30+，主要由 T 淋巴细胞异常增生导致，约占全部 NHL 的 2.0%~7.0%。又根据其 ALK 融合蛋白表达的不同，可进一步分为 ALK 阴性和 ALK 阳性淋巴瘤。以往研究表明，表达 ALK 阴性的 ALCL 更加具有侵袭性，在积极治疗情况下，5 年生存率仅为 40.0%，而 ALK 阳性患者可达 80.0%。

BIA-ALCL 属于 ALCL，但由于其独特的特征而与原发性 ALCL 区分开来。Courtney 等通过对以往病例的分析，发现除 1 例外，BIA-ALCL 均为 ALK 阴性。这一特点与原发系统性 ALCL 类似，但后者往往呈侵袭性，预后较差，而前者进展缓慢且治疗有效，这一特点又与原发皮肤性 ALCL 相似。原发皮肤性 ALCL 一般表现为 ALK 阳性。

在全球发现的 BIA-ALCL 报告中，毛面乳房假体占 85% 以上，其中 Boi-cell 毛面和聚氨酯（Silimed）比其他毛面高 10~14 倍；乳房假体的填充物不同（盐水和硅凝胶）、植入层次（乳腺后和胸大肌后）和 BIA-ALCL 发生没有明显差异。在美国食品药品安全局收集的一份报告中，截至 2017 年 2 月 1 日，已经收到了 359 例因为隆胸而患上 BIA-ALCL 的病例，死亡 9 人。其中 28 人使用光滑表面的假体，128 人所使用的假体类型未知。

三、临床表现

BIA-ALCL 不属于乳腺软组织疾病。BIA-ALCL 表现为植入体周围积液（或血清肿）、乳房增大，其余三分之一表现为假体周围包裹纤维囊，整个视觉上以乳房变大、变硬为特征。在大多数研究中，局部肿胀是最常见的症状，较少见的症状表现包括皮疹、瘙痒、疼痛、红斑、包膜挛缩和压迫感。有些患者仅有皮肤表现，还有患者会有植入体周围积液和（或）肿块同时出现。还有些患者会出现包膜挛缩、腋窝淋巴结病、发热、盗汗和疲劳等非特异性症状。

四、病理特点

BIA-ALCL 最常见表现是假体周围液体聚集，临床表现为乳房肿胀、不对称，或饱满感，偶有疼痛。这些液体常被误认为是植入物撕裂或包膜挛缩所致。多数时候，液体局限于纤维包膜内，超声可很好地发现这些液体。对于包块，此时应采用切除或粗针活检明确包块性质。渗出液采用超声引导细针抽取（FNA）液体进行诊断时，可获取的液体量可能很少，而进行细胞学涂片或是免疫组化检查时至少需要 10~50 ml 液体，如有更多液体时可进行流式细胞学检查和分子遗传学检查。多次 FNA 后会人为导致肿瘤负荷下降，此时需要更多液体才可能做出正确诊断。

1. 形态学特征　细胞学检查发现肿瘤细胞为大的多形性细胞，大小是正常小淋巴细胞的几倍，不典型的细胞还会有不规则核及疏松或小泡状染色质，核仁突出，胞浆中等，胞浆中也有小泡。肿瘤细胞大小和核形态在空气干燥涂片 Romanowsky 染色时最好识别，而核和染色质细节在 Papanicolaou 或 H&E 染色时显示最清楚。部分肿瘤细胞为马蹄形或肾形核，这类细胞为标志性细胞，也见于其他 ALCL。需与 BIA-ALCL 鉴别的主要情况是植入物周围炎症反应，因此要确认血肿的组成，良性血肿典型含有小淋巴细胞和组织细胞，组织细胞为中等大小，是 ALCL 的一半大或更小，胞浆量多且有微泡，卵圆型或不规则形核，核仁小。

2. 免疫组化检测 免疫组化对于诊断 BIA-ALCL 很重要。通常 BIA-ALCL 细胞 CD 30 强阳性，ALK 阴性，经常表达细胞毒分子，不完全表达全 T 抗原，EMA 部分阳性。此外应进行其他标志物检查以进行鉴别诊断，如 B 细胞相关抗原（CD 20、PAX 5 和 CD 138）、HHV 8 和 EBER，全角蛋白染色对排除低分化肿瘤有帮助，CD 68 和 CD 163 有助于鉴别反应性组织细胞。虽然流式细胞学检查也可用于鉴别 T 细胞、B 细胞，但通常作为二线的诊断手段，应优先制备细胞蜡块，因为很多用于鉴别诊断的染色，流式细胞学检查不能检查。此外解释 CD 30 阳性时也要谨慎，因为反应性 T 细胞也可表达 CD 30，需要进一步结合光散射特性和细胞学特征来确定。

3. 分子遗传学检测 主要的分子检测是聚合酶链式反应（PCR）评估 TCR 基因重排，多采用 BIOMED-2 引物，克隆性 TCR 基因重排几乎见于所有 BIA-ALCL，鉴定细胞克隆性有助于诊断肿瘤性 T 细胞。还可采用 PCR- 毛细管电泳法确定特定大小的片段，并与患者其他来源标本进行克隆性的比较。但应注意 TCR 的 PCR 结果的解释应结合临床和病理特征，有假阳性和假阴性可能。如果需要与 B 细胞淋巴瘤鉴别，免疫球蛋白基因重排的检测有一定意义。也可采用二代测序技术（NGS）检测 TCR 重排。高达 64% 的 BIA-ALCL 携带 STAT3 突变，其他突变基因包括 JAK1、JAK3、DNMT3A 和 TP53，某些患者还发现 TP53 胚系突变。NGS 或其他突变检测方法并不常规用于临床，荧光原位杂交技术（FISH）也非常规检查，如果肿瘤原发部位有疑问时，FISH 检测可能有帮助。

BIA-ALCL 的治疗包括植入物取出和全包膜切除术，目前 CAP 还未发布应如何处理这些标本，所以只能根据现有研究结果提出处理与检查 BIA-ALCL 包膜切除标本的方法。

五、治疗方式

BIA-ALCL 外科治疗手段包括取出假体，抽净积液，切除假体包囊及受累淋巴结，手术彻底切除乳房植入体及其纤维囊是治疗 BIA-ALCL 的基础，手术前应及时完成所有影像学评估。虽然对于局限性病变的 BIA-ALCL 患者目前首选的治疗手段仍是外科手术后的随访观察，但是对于确定需要进行全身性化疗和（或）放射治疗的患者，需转诊肿瘤科、放射治疗科进一步治疗。全身化疗药物包括环磷酰胺、柔红霉素、长春新碱及泼尼松，还有异环磷酰胺、卡铂、依托泊苷。也有学者研究表明，接受化学治疗与否并不影响总体的生存率。Kim 等一致认为，乳房肿块局限于包膜的患者，在行假体取出及包膜完全切除后，无须进行辅助放、化疗。部分 BIA-ALCL 病例在进行积极化疗后会出现复发，但是没有进一步的侵袭及远处转移，也不改变患者的预后情况，这点与原发皮肤性 ALCL 类似。对于在诊断时即累及淋巴结且出现淋巴结外转移的患者，应在充分进行手术治疗后积极进行化疗及放疗。

目前，由于非外科手段的疗效尚不确定，多数专家不建议对病变局限的 BIA-ALCL 患者使用全身化疗及放射治疗。

对于已使用这类毛面乳房假体的求美者，FDA 建议无需过度担心，完全没必要取出已植入的乳房假体，做好定期检查，有不适症状时及时告诉主治医生，做相应的处理就行了。

六、预后

除 1 例患者外，BIA-ALCL 均表现为 ALK 阴性，总体预后较好，但其仍然具有侵袭性。患者被诊断为 BIA-ALCL 后中位生存期为 13 年，3 年生存率为 93.0%，5 年生存率可达 89.0%，并且很大程度上取决于 BIA-ALCL 的首发症状。首先表现为假体周围积液的 BIA-ALCL 几乎无致死的可能；表现为乳房包块的 BIA-ALCL 更加具有侵袭性，诊断时即多有淋巴结的转移，在积极进行手术治疗及放、化疗辅助治疗后，结局仍不理想。Clemens 等认为，在行乳房假体置入手术前应告知患者有导致 BIA-ALCL 的风险。

七、术后检查回访

乳房假体植入后应该定期去进行检查，具体的检查时间应该是手术后 3 个月、6 个月、1 年和 3 年。在出现任何不舒服的症状，如红肿、硬块等，都应该及时就医，及早发现问题。

乳房植入体有使用年限，为 7~10 年，一般不超过 15 年，具体因植入体和本身状况而异。在体内的假体，时间长了以后可能出现变性、老化、变质等一系列问题，需要根据医生的要求，定期去进行检查，监测假体及自身乳房的情况。

假体隆胸可能造成的疾病，多数在多年后才会爆出。BIA-ALCL 的平均潜伏期为 8 年，最长可达 26 年。现在市面上被查出的患者大多为约 10 年前进行过隆胸的女性。

对于国内已植入相关毛面乳房假体的求美者，无需过度紧张，更无需取出乳房假体，但要定期复查，有症状一定要到正规机构去就诊。

由此可见，长周期的、定期的检查对保证假体隆胸的求美者的健康至关重要。

八、思考

隆乳在医学历史上已有一两百年的历史，材料和技术的发展，使假体植入性隆乳是越来越安全，硅凝胶乳房假体的应用无疑为广大求美者带来了福音，而 BIA-ALCL 的发现给整个行业带来了反思。

毛面乳房假体设计的初衷是减少包膜挛缩的发生和固定乳房假体，但随之而来的 BIA-ALCL 却是令发明者意想不到的。目前的研究发现 Boi-cell 毛面和聚氨酯（Silimed）假体术后出现 BIA-ALCL 大大高于其他类型毛面假体和光面假体，因此禁用这两类毛面乳房假体。随着大众媒体对 BIA-ALCL 的持续关注，公众关于乳房假体安全性的讨论也越来越热烈，不少求美者开始质疑乳房假体，特别是在欧洲和亚洲占据主流的毛面假体的安全性，许多求美者因而对乳房假体植入持观望态度或退缩。从法国开始的怀疑论让全球隆胸行业都仿佛进入渐冻期。2018 年 12 月，法国监管机构（ANSM）宣布停止使用全球近 90 种的乳房假体。

2019 年 3 月，FDA 召开了一场关于乳房假体的公共安全听证会，广泛听取来自公众、科学专业人士、医学专业人士、患者群体代表和其他利益相关者的深刻见解和个人建议，并于会上讨论了一系列有关乳房假体安全性的重要议题。2019 年 5 月 2 日，FDA 认可毛面乳房假体在临床使用。

个人觉得 FDA 的做法既没有把假体隆乳这个行业一棍子打死，但也规范了厂商和医美机构的义务——告知假体植入后的风险，让求美者充分认知并自行选择。

随着材料科学的快速发展，3D 打印也出现在乳房假体的制造中，未来会有更多、更好的材料出现在乳房整形中，希望广大医师和监管部门一起，给广大求美者把好安全这道关，让这个行业更好地发展。

附：美国国立综合癌症网络（NCCN）乳房植入物相关性间变性大细胞淋巴瘤（BIA-ALCL）临床实践指南解读　指南原文（中文版）

BIA-ALCL 是近来认识到的源于乳房植入物相关的一种独特型 ALK 阴性的 ALCL。

淋巴瘤发生时间为假体植入后 10 年左右。肿瘤细胞局限于植入物假体与纤维性包膜之间的浆液性渗出液内。大多数病例未侵犯包膜，建议保守治疗，取出植入物并切除包膜及周围组织；如果侵犯包膜，有全身播散风险，予以全身化学治疗。

该种疾病于 1997 年首次描述。截至 2017 年 2 月 1 日，FDA 收到 359 例 BIA-ALCL 的医疗器械不良事件报告，其中有 9 例死亡病例。乳房植入者 BIA-ALCL 发病风险可增至 18.2 ~67.6 倍，每年转化率 1/500000~3 000000。而每年全球假体植入约有 1500000 例，故该病仍较罕见。2016 年 WHO 造血和淋巴组织肿瘤分类首次将 BIA-ALCL 分类为新认可的临时病种。

由于是新的病种，疾病的各期治疗方案诸如手术、化学治疗、放射治疗和干细胞移植等不同，临床实践亟待标准化。为此，美国国立综合癌症网络 NCCN、NHL 委员会在 2017 年更新中制定了包含 BIA-ALCL 诊断和治疗的新的共识性指南。

NCCN 是美国地区 27 家权威肿瘤研究中心组成的学术联盟，为恶性肿瘤的预防、诊断和治疗提供建议。其肿瘤学临床实践指南（NCCN 指南）代表了世界范围内权威的肿瘤标准，适用于大约 97 % 的癌症患者。

NCCN 指南旨在通过医生、支付方和患者来促进决策。NCCN 关于 NHL 的指南是基于最新的现有数据和专家共识，着重于许多 NHL 亚型的整个阶段的诊断和管理，并被广泛认可为临床实践的标准。新 BIA-ALCL 指南是由 NCCN 成员机构的淋巴瘤肿瘤医生、整形外科医生、放射肿瘤医生和外科肿瘤医生达成的共识。NCCN 的 BIA-ALCL 指南原文可在官网（www.nccn.org）上获得，本研究为重要内容的解读。

一、初步诊断和病理检查

BIA-ALCL 患者最常见于美容或重建适应证的乳房假体植入后平均 8~10 年内，以自发假体周围积液或包膜肿块为主要症状。绝大多数病例有隆胸植入假体的临床病史。其他描述的症状包括乳房肿大、皮疹、包膜挛缩和淋巴结肿大。

乳房肿大的初步检查应包括超声评估积液、乳房肿块，以及增大的局部淋巴结（腋窝、锁骨上和内乳淋巴结）。BIA-ALCL 患者，超声检查发现渗出或肿块的灵敏度和特异性与 CT 或磁共振成像（MRI）相当或更好。如果超声不确定或需要进一步确认，可用 MRI 或正电子发射断层扫描（PET）。

假体积液应进行细针抽吸。在抽吸时，超声可能有助于植入物置换和保护，并且可以在临床环境或介入放射学下进行抽吸。

可疑肿块需要做活体组织检查，最好由血液病理医生进行评估。样品应送细胞学检查。BIA-ALCL 诊断必需有 T 细胞标志物的免疫组织化学和流式细胞术检查。尤其是在 ALCL 以及一些淋巴组织增生性疾病中高度表达的 CD30 细胞表面蛋白，为 BIA-ALCL 诊断所必需。

BIA-ALCL 作为多数医疗中心的罕见疾病，因此有临床病史并提示病理医生应"排除 BIA-ALCL"。若病理评估后，不确定淋巴瘤诊断，建议在具有该病诊断经验的三级癌症中心进行二次血液病理咨询。如果病理阴性，患者应转诊至整形外科以良性血清肿进一步治疗。根据美国 FDA 的建议，应将 BIA-ALCL 的组织学确认报告给美国整形外科学会的 BIA-ALCL 特征登记处（www.thepsf.org/profile）。

二、淋巴瘤检查和分期

确认 BIA-ALCL 诊断后，推荐通过多学科小组来管理患者。

实验室常规血液检查包括全血细胞计数及白细胞分类、血生化（包括乳酸脱氢酶）和乙型肝炎检测（如果考虑辅助化学治疗）。

育龄妇女在肿瘤治疗前需进行妊娠试验。

BIA-ALCL 确诊病例，可由肿瘤医生自行决定是否进行骨髓活体组织检查，除有证据或怀疑系统性扩散的特定病例，通常无需骨髓活体组织检查。

PET 扫描通常有助于显示 BIA-ALCL 确诊病例相关的包膜肿块、胸壁受累情况，且是评估系统性扩散到局部或远端淋巴结和（或）器官受累的首选检查。活跃的 BIA-ALCL 在 PET 扫描中呈阳性。

可用淋巴瘤或实体瘤分期系统进行 BIA-ALCL 分期。Ann Arbor 分期系统的 Lugano 修订版淋巴瘤分期还包括仅限于乳腺或包膜等单个结外部位受累的 Ⅰ E 期疾病，和扩散到局部淋巴结的 Ⅱ E 期疾病。使用该系统，几乎所有 BIA-ALCL 患者都有早期疾病，Ⅰ E（83%~84%）或 Ⅱ E（10%~16%）与 Ⅳ 期疾病（0~7%）。

在美国癌症联合委员会（AJCC）肿瘤、淋巴结、原发肿瘤局部淋巴结远处转移分期（TNM）后，已经提出并建立了 MD 安德森（MDA）实体瘤 BIA-ALCL 的 TNM 分期系统。使用该系统，BIA-ALCL 患者分为 Ⅰ A 期（35.6%），Ⅰ B 期（11.5%），Ⅰ C 期（13.8%），Ⅱ A 期（25.3%），Ⅱ B 期

（4.6%），Ⅲ期（9.2%）以及Ⅳ期（0）。

87 例 BIA-ALCL 患者在 3 年和 5 年时总体生存率（OS）分别为 94% 和 91%，3 年和 5 年无事件生存率（EFS）均为 49%。与所有其他治疗干预措施相比，完全手术切除手术延长了 OS 和 EFS。Ⅰ期疾病患者 EFS 高于较晚期患者，Ⅱ期病例疾病发病率为Ⅰ期的 2.6 倍，Ⅲ期病例疾病发病率为 2.7 倍。T4 期患者完全手术切除后疾病事件发生率为 14.3%，T1 和 T2 期患者为 0。在这项研究中，MDA TNM 分期系统比 Ann Arbor 淋巴瘤分期系统能更准确地预测 BIA-ALCL 患者的 OS。

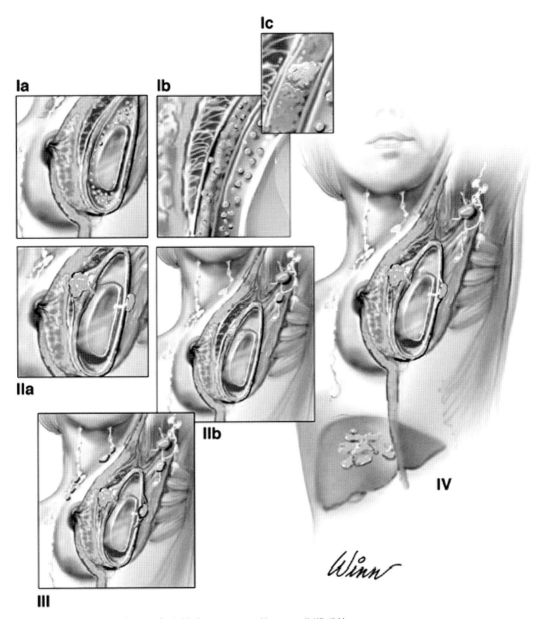

图 11-0-1　MD 安德森（MDA）实体瘤 BIA-ALCL 的 TNM 分期系统

三、手术及辅助治疗

NCCN 新 BIA-ALCL 指南证实，及时诊断和淋巴瘤、植入物、周围纤维包膜全切除手术是治疗这种疾病的最佳方法。在大多数情况下，局限于包膜的疾病（Lugano IE，

MDA ⅠA~ⅡA）可以单独手术治疗。手术目的是全切除包膜和乳房植入物，并切除活体组织检查任何相关的可疑淋巴结。目前，根治性乳房切除术，前哨淋巴结活体组织检查或腋淋巴结清除无明确作用。外科医生可考虑去除对侧植入物，因为大约 4.6% 的病例已经在对侧乳腺中发现偶发性淋巴瘤。手术肿瘤医生会诊可能对不习惯于手术切除恶性肿瘤的整形外科医生有益。对于局限于包膜并已切除包膜和乳房植入物的 BIA-ALCL 患者，预后非常好，绝大多数长期无进展。

　　无法完全切除或出现播散疾病的患者，指导最佳方法的数据有限。具有局部残留病灶，阳性边缘或不可切除的胸壁侵袭性疾病的患者可能受益于放射治疗。扩大的淋巴结转移疾病需要全身治疗（Lugano Ⅱ~Ⅳ，MDA ⅡB~Ⅳ）。虽然数据有限，但医生可能会考虑使用全身 ALCL 的标准方法（参见 NCCN 外周 T 细胞淋巴瘤一线治疗指南），例如基于蒽环类药物的化学疗法，或选择 Brentuximab Vedotin。Brentuximab Vedotin 是一种由抗 CD30 单克隆抗体连接于发挥有效抗肿瘤活性的微管抑制剂嵌合而成的抗体 - 药物偶联物。在主要转诊中心的前瞻性试验中，BIA-ALCL 患者可能受益于化学治疗敏感性和新药物的疗效。BIA-ALCL 化学治疗方案的结果来自小系列回顾性病例，治疗方案必须考虑到患者的合并症，以前的化学治疗暴露以及总体护理目标。NCCN 认为，任何癌症患者的最佳管理都在临床试验中，因此特别鼓励参与临床试验。

四、疾病监测

　　2 年内，每 3~6 个月观察患者的临床随访、病史和体检，然后监视临床指征。医生在 2 年内每 6 个月进行包括胸部、腹部、骨盆 CT 造影扫描或 PET 扫描检查，然后监视临床指征。

　　总而言之，NCCN 的 BIA-ALCL 指南的要点包括：

　　（1）植入 1 年以上的有症状的假体周围渗液应抽出并用免疫组织化学和流式细胞法筛查 CD30。

　　（2）在大多数情况下，局限于包膜的 BIA-ALCL 可单独手术治疗。

　　（3）扩展的 BIA-ALCL 伴淋巴结受累者辅助化学治疗。

　　（4）局部残留或不可切除的疾病可能需要在挽救治疗下对胸壁进行放射治疗。

　　（5）远端器官转移遵循 NCCN 的系统性 ALCL 治疗方案。

　　BIA-ALCL 是罕见的外周 T 细胞淋巴瘤，标准化的诊断和治疗方法有助于确保及时恰当地管理患者。BIA-ALCL 的 NCCN 指南包括了在直接影响诊断方法和治疗策略的疾病理解方面最新的重要进展。BIA-ALCL 的生物学新见解有利于发现，更有针对性和有效的疗法。NCCN 指南鼓励国际上采用这些跨肿瘤学和外科学学会的 BIA-ALCL 治疗标准。

注：以上内容摘自《实用医技杂志》，作者叶芳。

硅胶乳房假体隆乳术临床技术指南（2020年版）

硅胶乳房假体隆乳手术是目前临床上较为成熟和安全的隆乳手术方式，也是目前最主要和最普遍的隆乳手术方式。假体隆乳手术的目标是使隆乳患者获得更美观、持久、安全的手术效果及良好的远期生活质量，同时尽可能减少手术的并发症和再次手术率。近年来，随着技术的不断进步，国际上对于硅胶乳房假体及手术相关问题有了更进一步的认识。本指南是在我们编写的2013版基础上，参考国内外最新文献资料，结合国内假体隆乳技术的实际情况完成的，旨在为整形外科医生提供最新的知识更新和技术进展，进一步促进我国隆乳技术的发展和整体水平的提高。

一、适应证与禁忌证

（1）假体隆乳手术的适应证非常广泛。原则上，年满18周岁、身体健康状况良好、对自身乳房有增大要求、接受乳房假体的女性，均是假体隆乳的适应人群。

（2）并非每一位要求乳房增大的患者都适合手术。如果患者健康状况不良，患有某种精神疾病或有明显的精神异常，孕期、哺乳期以及停止哺乳半年以内，均不适合做假体隆乳手术。

（3）谨慎选择合适的患者，对于获得长期、满意的手术后效果至关重要。必须清楚地认识到：假体能够增大乳房体积，却不能解决乳房的所有问题，如中度以上的乳房下垂、胸廓及乳房不对称、乳头外扩或（和）不对称、乳沟过宽等问题，仅通过假体隆乳手术是无法得到彻底解决的（证据等级：3b级）。

二、患者教育和知情同意

（1）患者教育对于获得满意的假体隆乳手术后效果至关重要。整形外科医生应向患者提供全面、真实的相关信息，包括假体、切口、风险、恢复过程、远期情况等。同时要了解患者的期望值，指出患者自身存在的条件限制和风险，让患者对手术后效果有合理的预期。

（2）患者教育是一个分阶段、反复的过程。患者教育可以在很大程度上影响患者对手术效果的满意度。良好的患者教育、详细的知情同意书以及相关心理辅导，有助于协调患者自身组织条件与其期望值之间的落差，是取得患者满意的基础和前提。

（3）通过患者教育，应该让患者认识到：没有两侧完全对称的乳房，也没有任何手术方法能够使两侧乳房完全对称，某些不对称在隆乳手术后可能会更加明显。隆乳手术可以预期的手术效果是乳房体积的增大，但无法准确预测手术后乳房的形状、位置和手感，也不能重新定位乳头位置。手术后乳房的手感受多种因素影响，许多个体因素不在医生的控制范围之内，因此手术后乳房的手感并不一定与假体的软硬度一致。

三、手术前准备

1. 病史采集　仔细询问患者就诊的原因和乳房疾病史，详细的病史资料有助于了解患者的身体和心理状况等是否适于接受隆乳手术。

2. 相关检查　进行必需的体格检查及相关的辅助检查，主要包括以下内容：血、尿常规，出、凝血功能，肝、肾功能，肝炎病毒指标，人类免疫缺陷病毒（HIV），快速血浆反应素试验（RPR），血糖检查，心电图，胸部X线片，乳腺B超等。手术前应在乳腺外科接受过乳房检查，并排除乳房占位性病变。

3. 乳房检查　患者自然站立，观察患者有无胸廓畸形与不对称，乳房大小、轮廓、位置是否对称，乳头位置、下皱襞位置是否对称，乳房有无红肿、瘢痕、凹陷等，乳头有无肥大、下垂、内陷、溢液等，有无乳房下垂，有无副乳；触诊有无乳房结节或肿块，有无压痛，乳头触觉是否正常，腋窝有无淋巴结肿大等。

4. 乳房测量　用卷尺和卡尺至少测量以下参数，如有任何不对称应增加相应测量参数，所有测量数据应记录在病历中。胸骨切迹 - 乳头距离（S-N）；乳头 - 正中线距离（N-M）；乳房基底宽度（BW）；乳房边缘不清时用胸骨旁线 - 腋前线直线距离（PS-AA）代替；乳头 - 下皱襞经皮肤表面距离（N-IMF）；经乳头胸围（CC-N）；经下皱襞胸围（CC-IMF）；乳房上方皮下组织挤捏厚度（STPTUP）；乳房下皱襞皮下组织挤捏厚度（STPTIMF）。

5. 手术前照相　手术前照相应包括5个标准位置：正位、左（右）斜位、左（右）侧位，必要时加照其他位置。照相范围应包含颈部、脐、两臂在内的区域。

6. 手术前准备　建议手术开始前30分钟预防性应用抗生素，如头孢唑林，青霉素过敏者可考虑使用克林霉素。

四、乳房假体的选择

（1）任何厂家均未保证假体可在体内放置终生。同样，医生也无法对患者做出放置终生的承诺。

（2）目前没有任何国家的医疗管理机构对置入体内的硅胶乳房假体有任何期限的规定，也没有规定在一定期限内必须取出的要求。

（3）根据美国FDA发布的《硅胶乳房假体安全性评估报告》的相关数据，大量调查资料显示：硅胶假体不会增加患乳腺肿瘤的风险，也不影响生育和哺乳。

（4）硅胶乳房假体的填充物：目前我国市场上的硅胶乳房假体填充物均为硅凝胶，通常根据其聚合度不同分为3个级别：低黏度、中等黏度和高黏度。

（5）在相同条件下，低黏度硅凝胶流动性大，具有较大的变形性，假体手感更软，一旦发生破裂取出比较费时费力。

（6）高黏度硅凝胶黏度大。几乎不流动，填充的乳房假体手感会略偏硬，但其硅凝胶的聚合性使其更不易渗漏，一旦破裂也更易于彻底取出。

（7）硅凝胶的黏度是决定假体软硬度的主要因素，但手术后乳房的手感是多种因素共同作用的结果，假体的硬度只是其中一个方面。

（8）假体的表面特性按照ISO标准（2018），假体的表面可分为粗毛面、微毛面和光面3种类型。不同的表面使假体具有不同的特性，光面假体与毛面假体各具有不同的优缺点和适应证（附表1）。

附表1　光面假体与毛面假体的特性、优缺点和适应证对比

假体类型	优点	缺点	适应证
光面假体	更加柔软和易于变形，因而手感和移动度更自然（证据等级：3b级）；容易置入、所需切口更小；假体随时间垂感更好；无假体旋转顾虑；无BIA-ALCL风险；由于假体与包膜不发生粘连，因此假体的皱折更不容易反映到体表	在乳腺后层次，包膜挛缩的概率相对较高（证据等级：3b级）；假体与包膜不产生紧密的粘连，位置更不容易固定，在重力作用下更容易对乳房下极的皮肤软组织产生拉伸作用，发生向下和向外侧的移位	需要柔软自然的手感且上极饱满的外形
毛面假体	表面具有摩擦力和黏附力（证据等级：3b级），可防止假体移动并保持假体形态和位置的长期稳定；毛面的稳定性减轻了假体对下极组织的牵拉，在下移下皱襞以及在胸壁外倾（鸡胸）情况下保持假体的稳定；包膜挛缩率相对较低（证据等级：3b级）；毛面使解剖型假体稳定，减少了假体旋转的风险	可能需要更长的切口和更高的置入技巧；需要精确的腔隙剥离（证据等级：5级）；需基于组织条件进行手术前设计以达到预期效果（证据等级：4级）；在组织覆盖较差时，发生外表可见波纹的潜在风险更高；有发生迟发性血清肿及双包膜潜在风险（证据等级：3b级）；在较大和松弛的乳房，手术后远期更容易发生瀑布征（史努比畸形）（证据等级：4级）；有BIA-ALCL的风险，虽然发生率极低但数量在增多（证据等级：3b级）；取出假体或修复手术时较困难；手感偏硬	再次手术及胸廓外倾的患者，可以显著降低此类患者易发生的假体移位问题；包膜挛缩需要再次手术的患者，有助于降低复发率；软组织覆盖较差且使用较大假体的患者，毛面假体可减少牵拉畸形；同时行乳房上提的隆乳手术，可减少牵拉畸形和下垂的复发（证据等级：4级）

（9）解剖型假体和圆型假体在形态上各有特点，在以下情况使用解剖型假体具有相对更多的优势：①胸廓有明显的倾斜畸形，如漏斗胸、鸡胸，毛面解剖型假体更不容易发生移位（证据等级：3级）。②乳头到下皱襞距离过短，需要作明显的下皱襞下移，如管状

乳房畸形（证据等级：4级）。③存在双侧乳房不对称时，解剖型假体有更多的形状选择（宽度、高度、凸度），从而获得最佳效果（证据等级：4级）。④当乳房上极皮肤软组织覆盖很薄时，解剖型假体更利于掩饰乳房上极假体的轮廓感。

（10）隆乳手术的目的除增加乳房体积外，还要塑造自然美观和长期稳定的乳房形态。因此，要根据每位患者的身材特点和测量尺寸来挑选假体的类型和参数，而不是简单地只考虑体积。在选择假体时要综合考虑假体的形状、大小及患者自身组织特性和原乳房体积等因素。其中胸骨旁线与腋前线的距离是决定假体底面横径的主要限制条件，在绝大多数情况下，所选用的假体底面横径均应小于这个距离。若患者要求的假体大小超出身体条件允许范围，必须向患者说明其风险。

（11）虽然增加假体的体积有可能提高患者的满意度，但整形外科医生必须让患者清楚地认识到，假体的体积越大，隆乳手术的风险会相应增大（证据等级：4级），乳头乳晕感觉障碍、可触及假体、表面波纹等并发症的发生率及远期并发症发生率有可能随之增加（证据等级：4级）。

五、切口入路

（1）目前硅胶乳房假体隆乳术常用的切口入路有3种：腋窝切口、乳晕切口、乳房下皱襞切口，并有不同的优、缺点。隆乳手术不仅需要考虑切口瘢痕的隐蔽性，而且要充分考虑所选切口相关的并发症和恢复过程。整形外科医生应熟悉各种切口的优、缺点和技术要点，根据自己的经验、患者的要求及其自身条件选择最适当的切口（证据等级：4级）。

（2）腋窝切口入路是目前国内临床上选择最多的切口，其最大的优点是位置相对隐蔽。①经腋窝切口盲视下精确剥离假体腔隙的难度更大，假体位置的准确性和对称性难以精确控制，手术后并发症风险相对较大。②内镜辅助经腋窝入路隆乳技术可以将盲视转变为直视，实现精确剥离和有效止血，避免传统腋窝入路盲视法的缺点，从而有助于减少创伤和并发症风险。内镜技术是腋窝切口入路达到理想隆乳效果的必要方式，是腋窝切口隆乳手术的首选技术方案。但该技术需要内镜设备，对手术医生的技术要求较高，需要专门的训练和一定的经验（证据等级：4级）。

（3）经乳房下皱襞切口隆乳手术是最便捷的术式，该术式通路短，剥离假体腔隙和止血可在直视下进行，手术后对上肢活动限制少，恢复快。但该切口位于胸部正面，如果患者期望的乳房体积不大，乳房皮肤较紧，可能无法遮掩切口痕迹。当患者有瘢痕增生的倾向，对乳房区域瘢痕有顾虑时，应提醒患者慎重考虑（证据等级：3b级）。

（4）乳晕切口通常指乳晕下缘切口，该切口令术者可以很容易地到达乳房的各个区域，可以让术者在直视下进行精确的腔隙剥离和止血操作，在隆乳再次修复手术以及人工材料清除等手术时是最为常用的切口入路。多数情况下乳晕切口的瘢痕不明显，但该入路一般需切开乳腺组织，有可能会增加乳头乳晕感觉障碍和母乳哺养障碍的风险（证据等级：3b级）。另外，乳晕直径小于 3.0 cm 且乳晕皮肤弹性较小的患者不适合采用此切口。

（5）当需要再次行修整手术或假体取出时，可以通过原有的乳房下皱襞切口和乳晕切口进行，而不需另外增加切口瘢痕。在多数情况下，初次采用腋窝切口的患者，再次手术时通常需要重新选择切口。 熟练掌握内镜技术且经验丰富的医生，也能够在内镜辅助下通过腋窝入路完成大多数再次修整手术。

六、假体置入层次

（1）假体置入层次包括乳腺后、胸肌筋膜后、胸大肌后以及双平面。假体置入层次取决于假体表面的组织覆盖条件，组织覆盖越薄，假体越应该置于更深的层次。有研究表明，假体置入胸大肌后或双平面较置入乳腺后，手术后包膜挛缩并发症出现的概率可能更少（证据等级：3b级）。

（2）在乳房周围皮下软组织厚度不足的情况下，应避免将假体置于乳腺后层次，以免产生假体可触及、假体轮廓过于明显等问题。在减肥、年老消瘦等情况下，置于乳腺后的假体更容易产生较多的问题。

（3）采用双平面技术可以减少胸大肌对假体的压迫，减少手术后假体上移的趋势，并使乳房下极更为饱满。采用双平面技术必须注意乳房下皱襞处的皮下软组织厚度。当STPTIMF小于1 cm时，应避免在新的下皱襞水平离断胸大肌，而应选择在原乳房下皱襞上方1 cm以上的位置离断肌肉，以保证假体在此处有良好的组织覆盖（证据等级：4级）。

（4）完全胸大肌下层次能够为假体提供最好的组织覆盖，在一定程度上遮掩假体上缘的轮廓感。但由于胸大肌未离断，胸大肌的收缩使假体易向上方移位，导致假体位置过高，手感偏硬（证据等级：4级）。

（5）胸肌筋膜下层次能够提供优于乳腺后层次的组织覆盖，但胸肌筋膜难以完整剥离，其远期效果尚需要循证医学证据。

七、手术操作

（1）建议在全麻下完成隆乳手术，以保证手术中充分的视野显露、精准的腔隙分离、顺畅的手术过程和良好的患者体验。

（2）在手术全程中均保证严格无菌操作，以降低感染及包膜挛缩的风险。建议手术中应用贴膜覆盖乳头区，尽可能避免假体与无关物品的接触。置入假体前应更换无粉手套。国际上普遍使用三联抗生素混合液（杆菌肽50000 U、头孢唑林1 g、庆大霉素80 mg、生理盐水500 ml）浸泡假体和冲洗腔隙（证据等级：4级），也有很多医生采用5%聚维酮碘代替三联抗生素混合液浸泡假体和冲洗腔隙，但尚有待循证医学证据支持。

（3）不建议采用过小的切口放置假体，假体置入操作过程应轻柔顺畅，切忌暴力，以免在假体置入过程中受到过大的剪切力，使假体的外壳或凝胶的完整性受到直接或隐性的破坏，影响假体的使用寿命。

（4）应尽可能采用电刀等器械进行精细的锐性分离，避免进行粗暴的钝性分离。

（5）无论使用何种假体，均应形成一个与假体大小相匹配的、精确的置入腔隙，避免腔隙过大或过小。

（6）手术中应彻底止血，尽可能降低手术后血肿的发生率。

（7）根据手术中情况放置有效的负压引流。

八、手术后处理

（1）建议手术后留院观察至少 24 小时，给予镇痛药物以缓解疼痛。手术后 24 小时内，预防性静脉注射抗生素（第 1 代头孢菌素或克林霉素）。

（2）应向患者充分讲解手术后恢复期可能出现的情况，如暂时性乳头溢液、上肢条索伴活动困难及疼痛等。同时要充分交代手术后注意事项，如饮食、体位、上肢活动、避免热敷等。

（3）目前没有任何证据证明手术后按摩能够预防或治疗包膜挛缩，不恰当的按摩有可能增加手术后早期血肿、假体移位等并发症风险。因此无论使用何种假体，均不建议手术后按摩。

（4）如采用腋窝切口入路，建议手术后 3 周内采用弹力约束带压迫乳房上极，同时适当限制上肢活动。

（5）建议采取预防性治疗措施，包括使用抗瘢痕敷料及制剂等来防治瘢痕增生，减轻色素沉着，改善瘢痕外观。

（6）如放置引流须保证引流管通畅，观察、记录每侧每日引流量及颜色。在倾倒引流液或更换引流容器时要严格执行无菌操作，引流管一般可在每侧引流量小于 40 ml/d 之后拔除。

（7）应保留患者准确、详细的病历资料。应将关于假体和手术的基本资料保存于病历中，并将信息卡片提供给患者，其中包括置入的假体型号、产品质保、切口及假体埋置层次等信息。

（8）完善隆乳手术后长期随访制度，采取一切可能的措施对患者进行手术后随访，有助于隆乳手术技术的提高。随访内容参见"假体隆乳手术后检查随访参考标准"（证据等级：5 级）。应鼓励患者定期复查，早期随访时间建议为手术后 1 个月、3 个月、6 个月和 1 年，1 年后随访时间因人而异，一般间隔 2 年左右。

（9）整形外科医生有责任收集并上报隆乳手术后随访资料，包括不良事件、并发症等。

九、并发症

（1）假体隆乳手术可能的并发症包括但不限于：感染、血肿、血清肿、疼痛、血栓性静脉炎（Monder 病）、切口延迟愈合、切口瘢痕增生、切口附近皮肤色素脱失或色素沉着、切口延长或附加切口、乳头乳晕感觉障碍或异常、乳房形态大小不满意或不对称、双泡畸形、瀑布样畸形、窗帘征、假体异位或移位、假体外露、假体旋转（解剖型假体）、假体翻转、假体皱折或波纹、假体可触及、假体渗漏或破裂、假体包膜挛缩、BIA-ALCL 等。

（2）有关包膜挛缩的问题：目前一致认为，包膜挛缩的原因尚不十分明确，机体对假体异物反应的个体差异，仍是手术后乳房手感差别与包膜挛缩发生的内在决定因素。除此之外，有研究认为包膜挛缩的发生可能与细菌的存在、血肿、异物、创伤、假体渗漏等因素有一定关系（证据等级：3b 级、

3a 级）。整形外科医生无法预测和阻止包膜挛缩的发生，但应不断提高手术技术，尽最大努力减少相关不利因素的影响降低包膜挛缩的发生率。

（3）BIA-ALCL 是一种出现在乳房假体周围的独特类型的 T 细胞淋巴瘤。现已明确这种肿瘤的发生与部分毛面假体有一定相关性，而与光面假体无明确关系（证据等级：3b 级、4 级）。目前国际上普遍认为 BIA-ALCL 是一种低发生率疾病，在亚裔人种十分罕见，中国至今没有病例报道。BIA- ALCL 的主要临床表现是积液和肿块。 对有症状的早期病例，建议取出假体、彻底切除包膜及病变组织，无需化疗。目前对已接受相关假体隆乳患者的建议是"无症状，不取出"，应正常按期复查体检（详细资料参见附录二"对 BIA-ALCL 与毛面乳房假体安全性相关问题的认识与建议"）（证据等级：5 级）。

（4）乳房假体相关症候群（BⅡ）：BⅡ并不是一个具体的疾病诊断，而是对接受过硅胶假体隆乳手术后女性出现的全身性症状的统称，这些症状包括但不限于疲劳、虚弱、肌肉骨骼疼痛、晨僵、焦虑、抑郁等。取出假体和切除包膜后症状可能缓解或者消失，也可能没有明显改善。BⅡ的症状多样而广泛，时间跨度范围大，容易受到多种因素影响。目前尚无证据证明这些症状与硅胶乳房假体之间存在明确的相关性，仍需要进一步的研究。

十、技术进步

隆乳技术及假体的研究仍在不断发展和进步，整形外科医生要不断学习和了解最新技术进展，掌握最新理念和技术，为患者提供最优化及个性化的治疗。

声明：本指南反映了目前有一定科学依据和被广泛认可的关于假体隆乳手术临床技术的观点。参考本指南的整形美容外科医生应根据具体的临床情况做出独立的医疗判断，以决定患者所需的治疗方案。本指南不作为患者或非整形美容外科医生寻求治疗的参考，相关问题应咨询整形美容外科医生。本指南不作为医疗纠纷或事故处理、鉴定、司法审判、司法鉴定的依据。

中华医学会整形外科学分会乳房整形美容学组保留对本指南的解释权和修订权，且不保证或担保指南应用的有效性及应用结果，也不承认任何无限制性的担保、表达及暗示。中华医学会整形外科学分会乳房整形美容学组及其成员不对涉及指南无限制性应用的任何结果承担任何责任。

对 BIA-ALCL 与毛面乳房假体安全性相关问题的认识与建议（国内专家共识）

日前，FDA 发布了关于 BIA-ALCL 最新全球安全信息通知。2019 年 7 月 24 日，美国某知名乳房假体生产商在全球召回其未售出的 Bio-cell 毛面假体。

该事件发生后，在国内引起了较大的反响，尤其在已接受相关假体隆乳手术的患者中产生了一些担心甚至恐慌。作为国内权威的学术组织，中华医学会整形外科学分会乳房整形美容专业学组高度重视，认为有责任将相关情况做一个客观介绍，并提出意见供医生参考。本文依据的所有数据，均来源于已公开发表的文献资料和美国 FDA 等官方卫生管理及监督系统。

一、对 BIA-ALCL 的认识

BIA-ALCL 是一种出现在乳房假体周围的独特类型的 T 细胞淋巴瘤，不是乳腺癌。现已明确这种肿瘤的发生与部分毛面假体有一定相关性，而与光面假体无明确关系。

不同来源报告的 BIA-ALCL 发病率差别非常大，较大样本的研究显示，置入毛面乳房假体患者的年人群患病率为 0.2/10 万，终身患病率为 3.3/10 万。普遍认为 BIA-ALCL 是一种低发生率疾病，在亚裔人种中十分罕见，中国至今没有病例报告。因此，对中国人来说，这些源自欧美国家的数据反映的仅是一种未知的可能性。

BIA-ALCL 早期多表现为伴有积液的乳房肿大或局部肿块，需要通过对积液或病理组织进行特殊免疫组织化学检查进行确诊。国内大多数三级甲等医院都具备开展相关检查和诊断的能力。

根据 2019 年 NCCN 指南，对有症状的早期病例，建议取出假体、彻底切除病变组织，而不需化疗。国外文献显示，BIA-ALCL 的治疗效果与转归较好， 3 年中位总生存率为 94%，5 年为 91%。国内目前尚无可参考的资料。

二、对已接受相关假体隆乳患者的建议

对已接受相关假体隆乳的患者，FDA 和其他各国监管机构一致的意见是：不建议预防性取出或更换假体，这也是全世界医生和科学家一致的共识。我们基于 BIA-ALCL 的低发生率和疾病转归的特点，权衡患者风险和获益后，当前给出的建议是"无症状，不取出"。进一步解释如下：

中国的整形专家从很早前就一直在密切关注着 BIA-ALCL 的国际动态以及国内的情况。中华医学

会整形外科学分会多次组织专家讨论，并在 2017 年发表了《BIA-ALCL 中国专家共识》，指导中国医生正确认识、发现和处理 BIA-ALCL。共识中指出："对已置入假体的患者，目前不建议进行广泛筛查，也不必要取出假体，应正常按期复查体检。"所谓按期复查，是针对所有乳房假体置入患者的普遍的、常规的要求，即在置入后的第 1、3、6、12 个月均需要回医院随访复查，此后每一至两年复查一次。同时患者还应定期进行常规的乳腺检查。

鉴于国内至今仍然无 BIA-ALCL 病例报告，没有预防性移除乳房假体的客观依据，目前对于没有症状的患者，我们仍然不主张患者做预防性取出或更换。

医生对 BIA-ALCL 及相关问题要高度重视，对已接受相关假体隆乳的患者定期随访和密切观察，对 BIA-ALCL 的早期症状按流程及时报告、检查和处理。针对没有症状患者出现的恐慌情绪，医生必须本着对患者高度负责的态度，以患者利益最大化为出发点，为患者提供科学数据和客观事实，建立起患者的信任和信心，帮助患者做出理性的决定。

三、对人工乳房假体隆乳手术安全性的认识

假体隆乳手术仍然是最安全的隆乳手术之一，没有其他任何一种隆乳方式像假体隆乳那样拥有长期和大量的随访数据。召回本身实际上是排除了一个潜在的风险因素，使假体隆乳手术变得更加安全。

中华医学会整形外科学分会乳房整形美容学组一直在教育医生学习新知，并持续为医生提供相应的培训指导。我们将继续高度重视和密切关注国际国内 BIA-ALCL 的动态，一旦有新的情况将及时更新发布信息，及时组织专家研讨，提出相应对策和建议。

注：以上内容摘自《中华整形外科杂志》2019 年 8 月第 35 卷第 8 期，
作者中华医学会整形外科学分会乳房整形美容学组。

参考文献

［1］王炜.整形外科学［M］.杭州：浙江科学技术出版社，1999.

［2］高景恒.美容外科学：第2版［M］.北京：北京科学技术出版社，2012.

［3］亓发芝.乳房整形美容与再造外科：第2版［M］.北京：人民卫生出版社，2017.

［4］迈温·施甫曼.隆乳整形术：原则及实践［M］.袁继龙，等，译.沈阳：辽宁科学技术出版社，2014.

［5］TEBBETTS J B.特贝茨隆乳术：重新定义患者和医生之体验［M］.陈育哲，余力，等，译.北京：人民军医出版社，2014.

［6］叶芳.美国国立综合癌症网络（NCCN）乳房植入物相关性间变性大细胞淋巴瘤（BIA-ALCL）临床实践指南解读［J］.实用医技杂志，2017，24（12）：1403-1404.

［7］中华医学会整形外科学分会乳房整形美容学组.对BIA-ALCL与毛面乳房假体安全性相关问题的认识与建议［J］.中华整形外科杂志，2019，35(8)：833-834. DOI：10.3760/cma.j.issn.1009-4598.2019.08.021.

［8］中华医学会整形外科学分会乳房整形美容学组.硅胶乳房假体隆乳术临床技术指南：2020年版［J］.中华整形外科杂志，2020，36（11）：1180-1186. DOI：10.3760/cma.j.cn114453-20201010-00525.